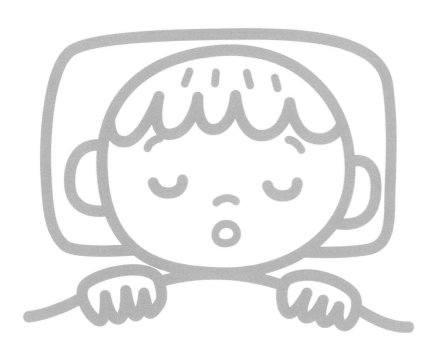

夜尿症
診療ガイドライン
2021

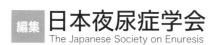 編集 日本夜尿症学会
The Japanese Society on Enuresis

診断と治療社
since 1914

夜尿症診療ガイドライン 2021

刊行にあたって

　このたび，5年ぶりの改訂となる『夜尿症診療ガイドライン 2021』が発刊されました．2004年には初版が，2016年には12年ぶりとなる改訂版が発刊されましたが，特に改訂版では初めて夜尿症(nocturnal enuresis)の診療アルゴリズムを掲載し，また，クリニカルクエスチョン形式を採用して第一線で診療している医師たちの疑問に答える形でわかりやすくまとめられました．多くの先生方に日々の診療の参考として活用され，高い評価を得られたものと確信しております．

　今回の改訂においては，この5年間のエビデンスを追加するとともに，前回の改訂版ではあまり触れられていなかった非単一症候性夜尿症(non-monosymptomatic nocturnal enuresis)についても最近のエビデンスに基づいた診断，治療法を中心に記載しております．実際，夜尿症患者が昼間の症状を訴えることも稀ではなく，この非単一症候性夜尿症の診断と治療は夜尿症を診療する医師にとって必須のものであると考えられます．これに伴い，夜尿症の診療アルゴリズムも改訂され，より実臨床に役立つアルゴリズムとなったと思います．

　夜尿症はわが国の小中学生の約6.4％が罹患する有病率の高い疾患であり，患者や家族への精神的・社会的影響やQOL(生活の質)の低下をもたらします．ただ，他人に相談することを躊躇する場合も多く，医療機関を受診することをためらう場合もあります．診療には小児科医，内科医，泌尿器科医など多くの医師が関係しますが，これらの患者や家族にエビデンスに基づいた診療を提供し，少しでも早く笑顔で朝が迎えられるようにするために，本ガイドラインを役立てていただければ幸いです．

　最後に，本ガイドライン作成に多大なご尽力をいただきました内藤泰行委員長をはじめ委員の皆様に心より感謝申し上げます．

2021年10月

日本夜尿症学会理事長

河内明宏

序　文

　日本夜尿症学会において，河内明宏理事長の監修のもと，『夜尿症診療ガイドライン2021』の作成を約1年半の期間をかけて委員の先生方とともに行ってまいりました．2016年に刊行された『夜尿症診療ガイドライン2016』の改訂版となります．

　わが国における夜尿症(nocturnal enuresis)の診療と研究の歴史は長く，本学会では2004年にガイドラインを作成しました．その後，国際小児禁制学会(International Children's Continence Society：ICCS)や英国国立医療技術評価機構(National Institute for Health and Care Excellence：NICE)などから診断・治療に関する詳細なガイドラインの提示があるとともに，治療方法，特に薬物療法の飛躍的な進歩がみられたことにより，わが国の診療体系も整理の必要に迫られ，『夜尿症診療ガイドライン2016』が刊行されました．このガイドラインは，公益財団法人日本医療機能評価機構による『Minds診療ガイドライン作成の手引き2014』に基づいて作成され，国内外からの夜尿症診療のエビデンスを重要視し，おもに単一症候性夜尿症(monosymptomatic nocturnal enuresis)の診療指針がまとめられました．

　今回の改訂では，『Minds診療ガイドライン作成マニュアル2017』に基づき，前版の内容を見直してブラッシュアップするとともに，非単一症候性夜尿症(non-monosymptomatic nocturnal enuresis)の診療指針について取り組み，同時に診療アルゴリズムの大幅な改訂を行いました．また，新しい治療方法やその関連事項について，夜尿症診療に取り組まれているすべての方々に最新情報を届けられるよう工夫しました．さらに，関連学会で用いられている用語との整合性を図り，読者の先生方に理解しやすいよう努めました．

　最後に，今回の改訂にあたって多くのアドバイスを賜った森實敏夫先生と，文献検索を担当された山口直比古先生，貴重なコメントをお寄せいただいた日本小児腎臓病学会，および日本小児泌尿器科学会の先生方に深謝いたします．

2021年10月

日本夜尿症学会
夜尿症診療ガイドライン作成委員会委員長
内藤泰行

作成組織

● 編集
日本夜尿症学会

● 監修
河内　明宏　日本夜尿症学会理事長／滋賀医科大学泌尿器科学講座

● 夜尿症診療ガイドライン作成委員会
委員長　　内藤　泰行　京都府立医科大学大学院医学研究科泌尿器外科

副委員長　西﨑　直人　順天堂大学医学部附属浦安病院小児科
（五十音順）藤永周一郎　埼玉県立小児医療センター腎臓科

委員　　　大友　義之　順天堂大学医学部附属練馬病院小児科
（五十音順）梶原　　充　県立広島病院泌尿器科
　　　　　川合　志奈　沖縄県立南部医療センター・こども医療センター小児泌尿器科
　　　　　辻　　章志　関西医科大学小児科学講座
　　　　　平野　大志　東京慈恵会医科大学小児科学講座
　　　　　丸山　哲史　名古屋市立大学医学部附属東部医療センター泌尿器科
　　　　　渡邊　常樹　昭和大学横浜市北部病院こどもセンター

協力委員　石﨑　優子　関西医科大学小児科学講座
（五十音順）上仁　数義　滋賀医科大学泌尿器科学講座
　　　　　山崎　知克　浜松市子どものこころの診療所

文献検索　山口直比古　聖隷佐倉市民病院図書室

● アドバイザー
森實　敏夫　公益財団法人日本医療機能評価機構

● 外部評価（五十音順）
日本小児腎臓病学会
日本小児泌尿器科学会

患者保護者

Introduction

I. ガイドラインの作成経緯

　　夜尿症は基本的には発達とともに解消することが多く，その経過は良好であるが，治療を必要とする器質的疾患を有する可能性があることや，検査の必要性の有無，積極的な治療を施すか否かなどで医師がとまどうことも多く，標準化された適切な診療を行うための指針，すなわちガイドラインが必要である．

　　日本夜尿症学会では，2004年に『夜尿症診療のガイドライン』を作成し公開した．海外では，2006年に国際小児禁制学会（International Children's Continence Society：ICCS）より診療指針が発表され，2010年，さらに2020年に改訂された．そのような状況をふまえ，国内外の最新の臨床研究や報告を詳細に検討し，エビデンスに基づいたガイドラインとして，公益財団法人日本医療機能評価機構のEBM普及推進事業（Minds）の手法に基づく『夜尿症診療ガイドライン2016』を作成した．そして今回，同ガイドラインの改訂版として『夜尿症診療ガイドライン2021』を刊行するに至った．

II. ガイドラインの目的

　　本ガイドラインを発刊する目的は，一般診療に従事する医師が夜尿症の診療を行うのに役立つ指針を示すことにある．利用対象としては，一般小児科医，泌尿器科医，内科医，プライマリケア医などを想定した．前版では，夜尿症に対する初期診療（問診，診察，検査，鑑別診断，治療等）に関することに絞って作成された．本改訂版では，非単一症候性夜尿症（non-monosymptomatic nocturnal enuresis）にまで内容を拡大し，昼間尿失禁（daytime urinary incontinence）や便秘などの診療についても言及した．

III. ガイドラインの作成手順

❶ 組織

　　本ガイドラインの作成は日本夜尿症学会の理事会によって決定され，ガイドライン作成委員会（以下，委員会）が組織された．委員会は大学病院，小児病院のほか，市中病院で夜尿症の診療経験が豊富な医師など，幅広いメンバーによって構成された．委員長を含む10名の委員がクリニカルクエスチョン（clinical question：CQ）の選定，文献のスクリーニング，推奨文・解説文案の作成を行った．全体の執筆にはさらに3名の協力を得た．また，ガイドライン作成の方法論と文献検索の専門家各1名の支援により，科学的で客観的なガイドラインを作成する体制を整えた．

本委員会は 2020 年 4 月に発足し，活動を開始した．

2 作成資金

本ガイドラインの作成にあたって，特定の団体，企業からの資金援助は受けていない．日本夜尿症学会は，特定の団体・企業からの支援を受けていない．

3 利益相反

ガイドライン作成にかかわる全委員は，利益相反開示文書(http://www.jsen.jp/img/coi_joken.pdf)を日本夜尿症学会理事長に提出した．利益相反状態を有する委員は，それが該当する範囲の原稿作成を担当しないように配慮した．また，各委員が利益相反状態の影響を受けないように，最終的なガイドラインの記載内容や推奨事項に関しては，全委員が確認し承認を行った．

西﨑直人が協和キリン株式会社，フェリング・ファーマ株式会社と利益相反状態にあるが，透明性と公平性の確保に努め，利益相反管理規定を遵守し，上記に加えて，所属施設の利益相反管理委員会へ手続きを行った．

他，各委員に提示すべき利益相反はない．

4 作成方法

委員会では，まず取り扱う CQ の検討を行った．前版で取り扱われた CQ の数は 16 であったが，夜尿の初期対応および診療において，診察，検査，治療法，そして併存疾患の治療についてできるだけ簡素でわかりやすくなるように議論を重ねた結果，本改訂版における CQ の数は 11 となった．

CQ の作成では，前版と同様に PICO 方式(表 1)を参考とした．また，エビデンスは少ないものの夜尿症の診療において重要と思われるものについては，"参考" として解説を加えた．

引き続いて，各 CQ に関してのキーワードを検討し文献検索を行った．文献検索の遡及年は 1940 年から 2020 年までとし，PubMed および医学中央雑誌，コクランのシステマティックレビューから網羅的・系統的に検索を行った．言語は英語と日本語に絞り込み，必要に応じてハンドサーチも行った．各 CQ の一次ならびに二次スクリーニングは 2 名の委員で行った．採用された論文については委員会でエビデンスレベルの評価を行った．夜尿症は大規模なランダム化比較試験(randomized controlled trial：RCT)が少なく，エビデンスレベルの高い論文も多くはないため，エキスパートオピニオンとして国内外で推奨されている内容についても委員会で検討し客観的評価を行った．

表1 PICO 方式

P	patient, population, problem(どのような患者・集団・病態に)
I	intervention, indicator, exposure(どのような診断，治療を行ったら)
C	comparison, control(対照，標準的治療と比べて)
O	outcome(どのような違いがあるか)

　それらに基づいて，担当委員が推奨文・解説文案を作成した．推奨文はガイドラインを使用する医師が CQ についての推奨を速やかに理解できるように簡潔な形とし，解説文では推奨文の根拠となる論文の紹介や考察を記載し，委員会において検討と修正を行った．

　推奨文・推奨グレード・解説文案が完成したのちに，日本小児腎臓病学会と日本小児泌尿器科学会に外部評価を依頼した．また，夜尿症は患者数が多いものの多くの患者で経過は良好であるため，本ガイドラインの外部評価を依頼するのに適切な患者団体をみつけられなかったが，本ガイドラインに準拠した夜尿症の標準的治療を経験したことのある小児のご家族に協力をいただき，ガイドライン案に対する意見や要望をうかがい，最終案に反映させた．パブリックコメントは，ガイドライン案の段階で学会員に開示して意見を募り，それらに基づいて修正を行った．

⑤　CQ におけるエビデンス総体の強さおよび推奨の強さ，推奨文の考え方

　本ガイドラインでは，CQ におけるエビデンス総体のエビデンスの確実性の評価は，『Minds 診療ガイドライン作成マニュアル 2017』（http://minds4.jcqhc.or.jp/minds/guideline/pdf/manual_all_2017.pdf）に準拠し，GRADE（https://www.gradeworkinggroup.org/）の指標を参考とした（表2）．また，文献のエビデンスレベルとは，該当する研究のデザインがどのくらい信頼性の高い結果を生み出しうるかを示すものである．エビデンスレベルの高い研究デザインはバイアスの可能性が低く，信頼性が高い．一方，エビデンスレベルの低い研究デザインはバイアスの可能性が高く，信頼性が低い（表3）．

　推奨の強さについても『Minds 診療ガイドライン作成マニュアル 2017』に準拠し，推奨の強さを行うあるいは行わないことを「1：強く推奨する」と「2：弱く推奨する（提案する）」の

表2　CQ のエビデンス総体の強さの定義

エビデンス総体の強さ	定義
A（強）	効果の推定値が推奨を支持する適切さに強く確信がある
B（中）	効果の推定値が推奨を支持する適切さに中程度の確信がある
C（弱）	効果の推定値が推奨を支持する適切さに対する確信は限定的である
D（とても弱い）	効果の推定値が推奨を支持する適切さにほとんど確信できない

（公益財団法人日本医療機能評価機構：Minds 診療ガイドライン作成マニュアル 2017）

表3　文献のエビデンスレベル

エビデンスレベル	研究方法
レベル A	ランダム化比較試験（RCT）
レベル B	質の低い RCT または質の高い観察研究，コホート研究
レベル C	対照と比較した観察研究，コホート研究
レベル D	症例集積研究またはエキスパートコメント

（公益財団法人日本医療機能評価機構：Minds 診療ガイドライン作成マニュアル 2017 を参考に作成）

推奨の強さ

推奨の強さ	定義
1	強く推奨する
2	弱く推奨する(提案する)

(公益財団法人日本医療機能評価機構：Minds 診療
ガイドライン作成マニュアル 2017 を参考に作成)

2 群に分け(表4)，これを Minds のエビデンスの強さと組み合わせて推奨グレードを表した．
　推奨の強さの決定に際しては，検査や治療の益のみならず，それによる患者への害や負担
などとエビデンスの確実性を合わせて検討し，最終的に委員会における審議で決定した．

IV. 本ガイドラインの使い方

　診療ガイドラインは，「医療従事者と患者が特定の臨床現場で適切な判断を下せるよう支
援をする目的で，体系的な方法に則って作成された文書」であり，evidence-based medicine
(EBM)の手順で作成することに最大の特徴がある．小児の夜尿症の診療は，昨今少しずつで
はあるがエビデンスが集積されてきたとはいえ，いまだ経験的なものが多く，「ガイドライン
＝エビデンスに基づいた医療」とは限らないことにご留意いただきたい．ガイドラインは医
療従事者のこれまでの経験を否定するものではなく，医療従事者や患者の意思決定に寄与す
る判断材料の一つであり，使用者自身が吟味しその推奨を患者に適用するかどうかを決定す
ることが重要である．
　本ガイドラインにおける推奨文の推奨グレードは，エビデンス総体の強さだけでなく，わ
が国における診療状況も鑑みて決定しており，本ガイドラインを使用する場合は，エビデン
ス総体の強さを参考にし，推奨グレードを重視していただきたい．エビデンスが不十分ある
いは存在しない一部の CQ については，エキスパートオピニオンとして記載した．

V. 今後の課題

　本改訂では，CQ の見直しとともに，それらに関連する総論や関連事項のアップデートを
行った．一方，臨床的には重要な CQ であっても，いまだエビデンスレベルの高い文献が少
ないものもあり，良好な経過をたどることが多いとされる夜尿症の診療においても解決され
るべき課題は少なくないと考えられる．これらは今後のさらなる臨床研究によって明らかに
されるべき課題であり，継続して行われる本学会によるガイドラインの取り組みや，学術委
員会の取り組みがその契機となることを期待している．
　今後も本ガイドラインの普及のために，日本夜尿症学会の学会誌やホームページでの告
知，関連学会や地域の研究会での広報を行う予定である．本ガイドラインの公開後も引き続
き夜尿症診療の現状の変化を学会でモニタリングし，その結果と国内外の新しい臨床研究の
成果と医療状況の変化をふまえて，5 年後を目標にガイドラインの改訂を行う予定である．

目　次

総　論

1. 定義，原因，分類

2. 疫学，予後

3. 診療

Clinical Question（CQ）

1. 診療

2. 検査

CQ・推奨文・推奨グレード 一覧

▼ 診療

CQ1	夜尿症の診療において積極的な治療は推奨されるか？	
	患者・家族が悩んでいる場合には，積極的に治療を行うことを推奨する．	1C

▼ 検査

CQ2	夜尿症の診療に検査は必要か？	
2-1	夜尿症の診療において尿検査，血液検査は推奨されるか？	
	すべての夜尿症患者に対して，初期診療で尿検査を行う．	
	夜尿以外の症状を認める患者に対して，血液検査を検討する．	
2-2	夜尿症の診療において腹部超音波検査は推奨されるか？	
	初期診療において，超音波検査を一律に施行する必要はない．	
	昼間の下部尿路症状がウロセラピーや便秘治療で改善しない非単一症候性夜尿症患者に対して，超音波検査による残尿測定を検討する．	
2-3	夜尿症の診療において腹部単純X線検査は推奨されるか？	
	初期診療において，腹部単純X線検査を一律に施行する必要はない．	
2-4	夜尿症の診療において排尿時膀胱尿道造影法(VCUG)は推奨されるか？	
	初期診療において，VCUGを一律に施行する必要はない．	
2-5	夜尿症の診療において尿流測定は推奨されるか？	
	初期診療において，尿流測定を一律に施行する必要はない．	

▼ 治療

CQ3	夜尿症の診療において生活指導は推奨されるか？	
	すべての患者・家族に対して，生活指導を行うことを推奨する．	1C
CQ4	夜尿症の診療において排尿指導，がまん訓練は推奨されるか？	
4-1	夜尿症の診療において排尿指導は推奨されるか？	
	単一症候性夜尿症に対して，排尿指導を漫然と続けないことを提案する．	2C
	非単一症候性夜尿症の昼間の下部尿路症状に対して，排尿指導を行うことを推奨する．	1C
4-2	夜尿症の診療においてがまん訓練は推奨されるか？	
	単一症候性夜尿症に対して，がまん訓練を行わないことを提案する．	2C
	非単一症候性夜尿症の昼間の下部尿路症状に対して，一律にはがまん訓練を行わないことを推奨する．	1C
	[付帯事項] 先天性腎尿路異常や機能障害性排尿を合併した場合には，がまん訓練を行わない．	

CQ 5	夜尿症の診療において便秘の精査・加療は推奨されるか？	
	単一症候性夜尿症に対して，便秘の精査・加療を行うことを提案する．	2C
	非単一症候性夜尿症の昼間の下部尿路症状に対して，便秘の精査・加療を行うことを推奨する．	1B

▼ 薬物療法

CQ 6	夜尿症の診療においてデスモプレシンは推奨されるか？	
	デスモプレシン（経口薬）を第一選択の治療の一つとして推奨する．	1A

CQ 7	夜尿症の診療において抗コリン薬は推奨されるか？	
	単一症候性夜尿症に対して，抗コリン薬による単独治療を第一選択としないことを推奨する．	1A
	デスモプレシン単独治療より早期の改善を望む場合や，デスモプレシンで効果が得られない場合には，抗コリン薬とデスモプレシンの併用療法を提案する．	2B

CQ 8	夜尿症の診療において三環系抗うつ薬は推奨されるか？	
	デスモプレシン，アラーム療法，その両者による併用療法で効果が得られない場合には，三環系抗うつ薬を提案する．	2A

▼ アラーム療法

CQ 9	夜尿症の診療においてアラーム療法は推奨されるか？	
	アラーム療法を第一選択の治療の一つとして推奨する．	1A

▼ 併用療法

CQ 10	夜尿症の診療において早期からアラーム療法とデスモプレシンを併用することは推奨されるか？	
	アラーム療法またはデスモプレシンで効果が得られない場合には，両者の併用療法を推奨する．	1C
	アラーム療法単独治療より早期の改善を望む場合や，デスモプレシンで効果が得られないことが予想される場合には，両者の併用療法を提案する．	2A

▼ 併存症治療

CQ 11	注意欠如・多動症（ADHD）を併存する夜尿症に対して，ADHD の治療は推奨されるか？	
	併存する ADHD 自体の治療を夜尿症の治療と並行して行うことを提案する．	2D

夜尿症の診療アルゴリズム

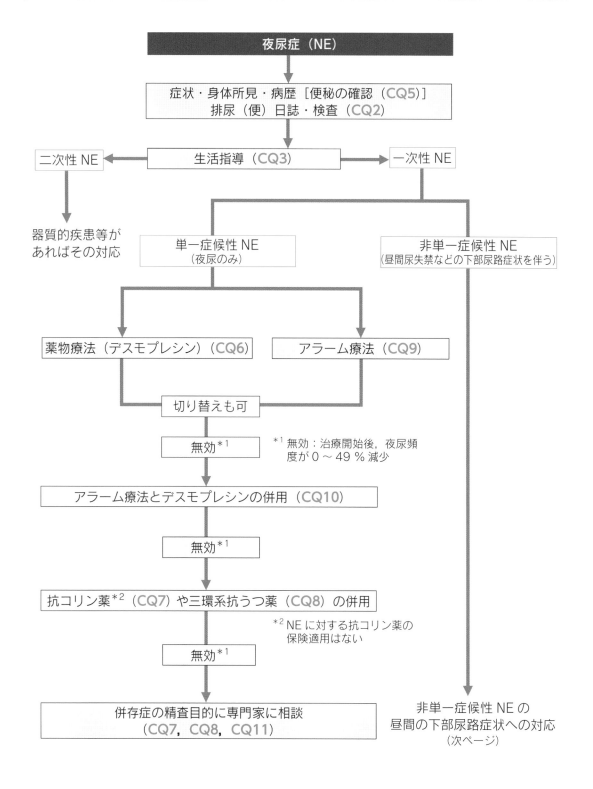

夜尿症（NE）

症状・身体所見・病歴［便秘の確認（CQ5）］
排尿（便）日誌・検査（CQ2）

二次性 NE ← 生活指導（CQ3） → 一次性 NE

器質的疾患等が
あればその対応

単一症候性 NE
（夜尿のみ）

非単一症候性 NE
(昼間尿失禁などの下部尿路症状を伴う)

薬物療法（デスモプレシン）（CQ6）　アラーム療法（CQ9）

切り替えも可

無効*1　*1 無効：治療開始後，夜尿頻
　　　　度が 0 〜 49 ％ 減少

アラーム療法とデスモプレシンの併用（CQ10）

無効*1

抗コリン薬*2（CQ7）や三環系抗うつ薬（CQ8）の併用

　*2 NE に対する抗コリン薬の
　　保険適用はない

無効*1

併存症の精査目的に専門家に相談
（CQ7，CQ8，CQ11）

非単一症候性 NE の
昼間の下部尿路症状への対応
（次ページ）

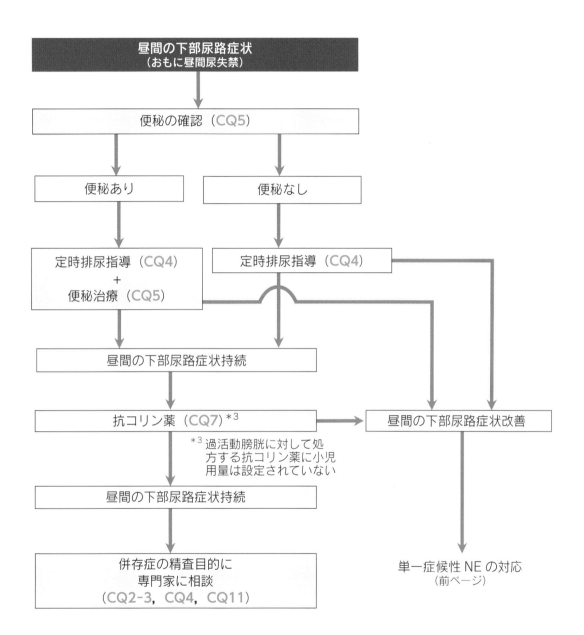

略語等一覧

略語	欧文	和文
ADH	antidiuretic hormone	抗利尿ホルモン
ADHD	attention-deficit/hyperactivity disorder	注意欠如・多動症
ANP	atrial natriuretic peptide	心房性ナトリウム利尿ペプチド
APA	American Psychiatric Association	米国精神医学会
ASD	autism spectrum disorder	自閉スペクトラム症
BBA	basic bladder advice	基本的排尿指導
BBD	bladder bowel dysfunction	機能性排尿排便障害
BNP	B-type natriuretic peptide	B型ナトリウム利尿ペプチド
BVWI	bladder volume wall index	-
BWT	bladder wall thickness	膀胱壁厚
CAKUT	congenital anomalies of the kidney and urinary tract	先天性腎尿路異常
CSHQ-J	the Japanese version of children's sleep habits questionnaire	子供の睡眠習慣質問票日本語版
DDAVP	1-deamino-8-D-arginine-vasopressin	デスモプレシン
DO	detrusor overactivity	排尿筋過活動
DV	dysfunctional voiding	機能障害性排尿
DVSS	dysfunctional voiding symptom score	トロント式機能障害性排尿症状スコア
EBC	expected bladder capacity	推定膀胱容量
ES	electrical stimulation	電気刺激療法
FDA	Food and Drug Administration	米国食品医薬品局
HRQOL	health related quality of life	健康関連QOL
ICCS	International Children's Continence Society	国際小児禁制学会
ICD	International Statistical Classification of Diseases and Related Health Problems	国際疾病分類
ICS	International Continence Society	国際禁制学会
IQ	intelligence quotient	知能指数
LUTS	lower urinary tract symptoms	下部尿路症状
MS	magnetic stimulation	磁気刺激療法
MVV	maximum voided volume	最大排尿量
NE	nocturnal enuresis	夜尿症
NICE	National Institute for Health and Care Excellence	英国国立医療技術評価機構
non-REM sleep	non-rapid eye movement sleep	ノンレム睡眠
OAB	overactive bladder	過活動膀胱
OSAS	obstructive sleep apnea syndrome	閉塞性睡眠時無呼吸症候群
PSQI	Pittsburgh sleep quality index	ピッツバーグ睡眠質問票

略語	欧文	和文
PUV	posterior urethral valve	後部尿道弁
Q ave	average flow rate	平均尿流量
Q max	maximum flow rate	最大尿流量
RCT	randomized controlled trial	ランダム化比較試験
REM sleep	rapid eye movement sleep	レム睡眠
SNM	sacral neuromodulation	仙骨神経変調療法
TENS	transcutaneous electrical nerve stimulation	経皮的神経電気刺激療法
UDS	urodynamic study	尿流動態検査
UFM	uroflowmetry	尿流測定
VCUG	voiding cystourethrography	排尿時膀胱尿道造影法
VUR	vesicoureteral reflux	膀胱尿管逆流
WHO	World Health Organization	世界保健機関
-	arousal threshold	覚醒閾値
-	behavioral therapy	行動療法
-	bladder outlet obstruction	膀胱出口部閉塞
-	central diabetes insipidus	中枢性尿崩症
-	daytime urinary incontinence	昼間尿失禁
-	diabetes insipidus	尿崩症
-	double voiding	二段排尿
-	fecal impaction	便塞栓
-	fecal incontinence	便失禁
-	giggle incontinence	笑い尿失禁
-	holding maneuver	排尿我慢姿勢
-	intention to treat analysis	ITT 解析（治療企図解析）
-	neurodevelopmental disorders	神経発達症群
-	neuromodulation	神経変調療法
-	post-voiding incontinence	排尿後尿滴下
-	spinal dysraphism	脊椎癒合不全
-	timed voiding	定時排尿
-	toilet phobia	トイレ恐怖症
-	toilet refusal	トイレ拒絶症
-	urotherapy	ウロセラピー
-	weak stream	尿勢低下

総　論

夜尿症の定義，原因，分類

I. 夜尿症の定義

夜尿症（nocturnal enuresis：NE）は，「（夜間）睡眠中に不随意に尿を漏らす」ものであるが，複数の定義が提唱されている．2000年以降，米国精神医学会（American Psychiatric Association：APA）による DSM-IV-TR（2000年）[1]が汎用されてきた．"involuntary（or even intentional）wetting in children 5 years of age or older after organic causes have been ruled out［不随意の（あるいは故意のこともある）5歳以上の小児の尿漏れで，器質的疾患が否定されたもの］" とし，"at least twice a week for 3 consecutive months or causing clinically significant distress or impairment in social, academic, or other important areas of function［1週間に2回以上で最低3か月以上夜尿があるか，臨床的に有意な苦痛を生じたり，社会生活・学校生活（職業上）・その他重要な活動で不具合を生じるもの］" というものである．

一方，国際小児禁制学会（International Children's Continence Society：ICCS）[2]は，2006年に "intermittent incontinence while asleep in a child at least five years of age（5歳以上の小児の就眠中の間欠的尿失禁）" と定義して，さらに "the term is used regardless of whether daytime incontinence or other lower urinary tract symptoms is also present［昼間尿失禁（daytime urinary incontinence）や，他の下部尿路症状（lower urinary tract symptoms：LUTS）の合併の有無は問わない］" と付記した．

その後，2008年に世界保健機関（World Health Organization：WHO）によって，ICD（International Statistical Classification of Diseases and Related Health Problems）-10[3]によるものが発表され，「7歳未満では1か月に2回以上の夜尿，7歳以上では1か月に1回以上の夜尿」と定義された．

しかし，DSM-IV-TR と ICD-10 では「昼間尿失禁を伴う NE」に関する言及がなく，また精神科的・心理学的疾患を合併する NE 患者は別に取り扱うとしたことから，これらは昨今の NE の診療には合わないと指摘されてきた[4]．DSM-IV-TR はその後ほとんど改訂されることなく，2013年に DSM-5[5]へ引き継がれた．また，ICD-11 においては，NE は昼間尿失禁と便失禁と並び，elimination disorders（排泄障害）の一つと位置づけられた．

ICD-10 と DSM-5 の定義をふまえて，ICCS は2014年[6]に "the symptom of incontinence requires a minimum age of 5 years, a minimum of one episode per month and a minimum duration of 3 months to be termed a condition（5歳以降で，1か月に1回以上の夜尿が3か月以上続くもの）" と追記し，さらに「1週間に4日以上の夜尿を頻回，3日以下の夜尿を非頻回」と定義した．

2020年に改訂された ICCS の診療指針[7]では，NEの定義は "If（intermittent）incontinence hap-

表1 本ガイドラインにおける夜尿症の定義

・5 歳以上の小児の就眠中の間欠的尿失禁

・昼間尿失禁や他の LUTS の合併の有無を問わない

・1 か月に 1 回以上の夜尿が 3 か月以上続く

・1 週間に 4 日以上の夜尿を「頻回」，3 日以下の夜尿を「非頻回」とする

LUTS：下部尿路症状.

表2 治療効果の指標

初期効果 （initial success）	1. 無効（no response：NR） 治療開始後，夜尿頻度が 0〜49% 減少 2. 有効（partial response：PR） 治療開始後，夜尿頻度が 50〜99% 減少 3. 著効（complete response：CR） 治療開始後，夜尿頻度が 100% 減少，または 1 か月で 1 回未満に減少
長期効果 （long-term success）	1. 再発（relapse） 治療中止後，1 か月で 1 回以上の夜尿が再出現 2. 寛解維持（continued success） 治療中止後 6 か月間「再発」なし 3. 完治（complete success） 治療中止後 2 年間「再発」なし

（Nevéus T, et al. J Urol 2006；176：314-324／Austin PF, et al. J Urol 2014；191：1863-1865）

pens at night while asleep, the term nocturnal enuresis, or just enuresis, applies ［（断続的な）尿失禁が眠っている夜に発生する場合］"とされた．さらに，"all bedwetting children aged five or more suffer from enuresis, regardless of pathogenesis or concomitant daytime symptoms（5 歳以上で，病因や付随する日中の症状に関係はない）" と記載された[7]．

本書『夜尿症診療ガイドライン 2021』では，『夜尿症診療ガイドライン 2016』と，この ICCS の 2020 年の診療指針[7]に示された基準を遵守し，NE を表1に示すように定義した．

治療効果の指標については，現在，ICCS より提唱されたもので統一されている（表2）[2,6]．また，ニュージーランド小児科学会の 2005 年の診療ガイドライン[8]で取り上げられている，「16 週間の治療期間内において 14 日間連続で夜尿がなかった」ものを「成功（initial success）」とし，そこまで到達できなかったものを「不成功（lack of success）」とする評価[9]も汎用される．

II. 夜尿症の分類

ICCS は 2006 年に二つの分類を提示した[2]．一次性 NE と二次性 NE という分類と，単一症候性 NE と非単一症候性 NE という分類である．2020 年の ICCS の診療指針では，この分類に変更はないとし，臨床的に重要なのは単一症候性と非単一症候性の区別であると言及している[7]．

<table>
<tr><td colspan="2">表3 　昼間の下部尿路症状（LUTS）</td></tr>
</table>

表3	昼間の下部尿路症状（LUTS）

1. 覚醒時の尿失禁

2. 尿意切迫感（急に起こる・我慢することが困難な強い尿意）

3. 排尿困難（尿線微弱・遷延性排尿・腹圧をかけての排尿）

4. 排尿回数の過少（1日3回以下）または過多（1日8回以上）

（Nevéus T, et al. J Pediatr Urol 2020；16：10-19 より改変）

1 一次性夜尿症と二次性夜尿症

これまで夜尿が消失していた時期があったとしても6か月に満たない症例が一次性 NE，これまで夜尿が6か月以上消失していた時期があった症例が二次性 NE と定義されている[2]．一次性 NE は 75〜90%，二次性 NE は 10〜25% の頻度と考えられる[10]．

夜尿の消失していた年齢や，夜尿に対する治療の有無はこの分類には関係はしない[4]．この分類が診療上重要な理由は，二次性 NE 患者で，より多くの生活上のストレス［保護者の離婚，（患者の）同胞の誕生等］を経験していたり，精神疾患の併存率が高いからである[4]．そのほか，下部尿路感染症，外傷，脂肪腫，脊髄係留症候群などによる神経因性膀胱，けいれん性疾患，閉塞性睡眠時無呼吸症候群（obstructive sleep apnea syndrome：OSAS），糖尿病，尿崩症（diabetes insipidus），尿道狭窄，甲状腺機能亢進症などの疾患を考慮し[11]，これらの基礎疾患の治療を行う．

2 単一症候性夜尿症と非単一症候性夜尿症

昼間の LUTS を合併する症例を非単一症候性 NE（25%），合併しない症例を単一症候性 NE（75%）とする[10]．昼間の LUTS を表3に示す[7]．非単一症候性 NE の患者と単一症候性 NE の患者は異なる病因をもっている可能性があり，異なる方法で管理する必要がある．

3 参考：成人における夜尿症

NE の頻度は成長とともに減少するが，まれながら成人になっても NE が持続するとされている．それらのなかには，NE で密かに悩む成人は一定数存在すると考えられるが，正確な疫学的データは存在しない．さらに，幼少時期の NE 治療と，成人してからの尿意切迫感，昼間の頻尿そして尿失禁などの症状との関連を示す報告がある[12]．成人の NE については，OSAS[13]や下部尿路閉塞などの泌尿器科疾患[14]との関連を示唆する報告もあるが，さらなる報告が待たれる．

III. 夜尿症の原因

NE の原因として，一つあるいは複数の要因が関与しているとされてきた[15,16]．ICCS の診療指針では，①睡眠から覚醒する能力，②夜間の膀胱の蓄尿能力（膀胱容量の減少），③夜間の尿の生成（夜間多尿）のミスマッチが原因であるといわれている[7]．この3つの要因のうち，

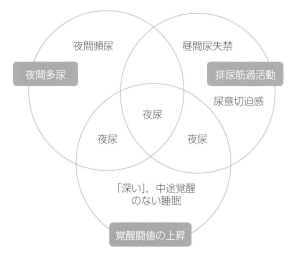

図1　夜尿症の原因
（Nevéus T. Int J Urol 2017；24：174-182 より改変）

睡眠から覚醒する能力に問題がなければ，夜間に起きてトイレに行くことで夜尿は回避できる（図 1）．補助的な要因としては，発達の遅れ，遺伝的素因などがあげられる[17]．

① 睡眠から覚醒する能力

NE 患者は起こしても覚醒しにくいという報告がある[18,19]．また，音刺激による覚醒の検討では，NE 患者は覚醒閾値（arousal threshold）が高いことが示されている[19]．覚醒閾値の上昇とは，小児の NE 患者がよく眠ることを意味するものではない．小児の NE 患者の睡眠の質が悪いという報告がある[20,21]．一方，週 5 日以上の夜尿がある治療抵抗性の患者では，頻回に大脳皮質の覚醒はあるものの起きることができず，対照群と比べてむしろ浅い睡眠であるとの報告がある[22]．大脳皮質の覚醒は不安定な膀胱の収縮に関与しており，膀胱からの刺激が逆説的に覚醒中枢を抑制すると推察されている．夜尿は主としてノンレム睡眠（non-rapid eye movement sleep：non-REM sleep）の時期にみられるとの報告もある[23]．

② 夜間の膀胱の蓄尿能力（膀胱容量の減少）

単一症候性 NE 患者では尿流動態検査（urodynamic study：UDS）は正常であるが，治療抵抗性の単一症候性 NE では下部尿路機能障害の存在を考慮すべきである[24]．単一症候性 NE の小児では排尿筋の抑制のサーカディアンリズムに欠陥があるという報告がある[25]．睡眠中の UDS において，夜尿の際に膀胱の収縮の頻度が増えていることが判明した[26]．睡眠中に排尿筋の収縮が起こって骨盤底筋の活動が亢進すれば，覚醒して排尿ができるが，骨盤底筋の活動が亢進しないと夜尿をきたしてしまう[27,28]．さらに，膀胱容量の減少も関連しているとされる[7]．

③ 夜間の尿の生成（夜間多尿）

NE 患者では夜間に多尿であることが病因の一つと考えられる[29,30]．これはおもに就眠中の

抗利尿ホルモンの分泌低下[31-35]によるものとされるが，夜間の尿中へのカルシウム排泄量の増加[36]や，糸球体濾過量の日内変動の異常[37]，飲水過剰や塩分・たんぱくの摂取過多[38]が関与しているとの報告がある．

④ 発達の遅れ

神経生理学的な検討で，NE 患者では対照群と中枢神経の発達の点で相違がみられている[39-41]．膀胱機能の検査と脳波検査から，排尿筋過活動(detrusor overactivity：DO)と脳波所見が発達とともに改善し，睡眠中に膀胱内への尿の充満の認知と膀胱の収縮の抑制が可能になることが示されている[41]．

⑤ 遺伝的素因

両親のいずれかに夜尿の既往があれば，その児はそうでない両親をもつ児に比べて5～7倍夜尿になりやすく，両親ともに既往がある場合は，約11倍夜尿になりやすいという報告がある[42]．また，一卵性双生児の46%，二卵性双生児の19% が双方ともに NE であったとの報告がある[43]．遺伝子解析の結果から，現時点では 13q13-q14.3[44](ENUR1)，12q13-q21[45](ENUR2)，22q11[46](ENUR3)に NE に関連する遺伝子が存在すると推察されている．

⑥ その他

心理学的異常や行動異常は，NE の原因というよりは，NE に起因する症状と考えられるようになってきた[16,47]．夜尿の原因をおもに精神的問題とする明らかなエビデンスは乏しいとされている[7]．

IV. 夜尿症をきたす疾患と併存症

前項の NE の原因に沿って，夜間の膀胱の蓄尿機能(膀胱容量の減少)，夜間の尿の生成(夜間多尿)，さらにはその他の理由から NE をきたす可能性のある疾患と併存症を表4にまとめる．

V. これまで用いられてきた夜尿症診療における分類

わが国では NE の病型分類を考案し，各病型に対して治療方針を提案してきた．代表的な二つの分類を紹介する．

① 帆足らや赤司らの提唱する分類(表5)[48]

多尿型にはデスモプレシン療法，膀胱型には抗コリン薬，アラーム療法，そして混合型にはこれらの併用療法が推奨されている[49]．

② 渡辺らの提唱する分類(図2)[50]

膀胱内圧と脳波を同時に測定し，病型分類を行う．健常者は膀胱に尿が充満すると脳波上，浅い睡眠に移行し，覚醒して排尿するが，I 型 NE は脳波上，浅い睡眠に移行するが完全に覚

表4 **夜尿症をきたす可能性のある疾患と併存症**

1. 膀胱の蓄尿能力に影響を及ぼす可能性のある疾患	・排尿筋過活動 ・Hinman syndrome ・排尿筋括約筋協調不全 ・下部尿路感染症 ・後部尿道弁 ・脊髄披裂，脊髄髄膜瘤 ・脊髄腫瘍　など
2. 夜間の尿の生成に影響を及ぼす可能性のある疾患	・先天性の尿路異常(水腎症，低形成・異形成腎など) ・慢性尿細管間質性腎炎・腎症 ・心因性多飲 ・中枢性・腎性尿崩症 ・下垂体腫瘍 ・糖尿病 ・睡眠時無呼吸症候群　など
3. その他	・注意欠如・多動症 ・便秘 ・異所性尿管 ・甲状腺機能亢進症 ・てんかん発作　など

表5 **帆足らや赤司らの提唱する分類**

		多尿型(多量遺尿型)		膀胱型(排尿機能未熟型)		混合型		正常型
		低浸透圧型	正常浸透圧型	I 型	II 型(解離型)	低浸透圧型	正常浸透圧型	
夜間尿量(mL)	6〜9歳	≧200 (≧0.9 mL/kg/時)		<200 (≦0.9 mL/kg/時)		≧200 (≧0.9 mL/kg/時)		<200 (≦0.9 mL/kg/時)
	10歳以上	≧250 (≧0.9 mL/kg/時)		<250 (<0.9 mL/kg/時)		≧250 (≧0.9 mL/kg/時)		<250 (≦0.9 mL/kg/時)
尿浸透圧(mOsm/L)		≦800	≧801	≧801		≦800	≧801	≧801
尿比重		≦1.022	≧1.023	≧1.023		≦1.022	≧1.023	≧1.023
機能的最大膀胱容量	6〜9歳	≧200 (≧5 mL/kg)		<200 (<5 mL/kg)	昼間≧200 (≧5 mL/kg) 夜間≦200 (≦5 mL/kg)	<200 (<5 mL/kg)		≧200 (≧5 mL/kg)
	10歳以上	≧250 (≧5 mL/kg)		<250 (<5 mL/kg)	昼間≧250 (≧5 mL/kg) 夜間≦250 (≦5 mL/kg)	<250 (<5 mL/kg)		≧250 (≧5 mL/kg)
昼間尿失禁		なし		時にあり	なし	時にあり		なし

(金子一成. 夜尿症. 日本小児腎臓病学会編. 小児腎臓病学. 東京：診断と治療社, 2012：375-380 より改変)

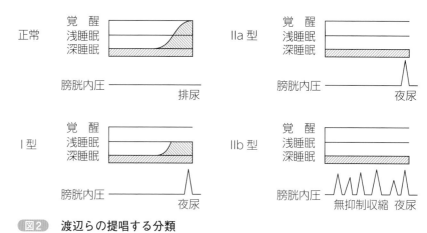

図2 渡辺らの提唱する分類
（渡辺　決，他．夜尿症．泌外 1998；11：217-220）

醒できず夜尿をしてしまう軽症の覚醒障害を原因とする病型である．IIa 型 NE は脳波上，覚
醒反応が生じず，深い睡眠のまま夜尿をする重症の覚醒障害を原因とする病型である．IIb 型
NE は膀胱に生じる無抑制収縮を原因としたある種の下部尿路機能障害であり，このため深
い睡眠のまま覚醒せずに夜尿をしてしまう[51]．I 型にはアラーム療法，IIa 型にはアレルギー，
精神的ショックなど原因がはっきりしているものでは抗アレルギー薬，精神療法などその原
因に対する治療，それ以外には三環系抗うつ薬，IIb 型には抗コリン薬が当時，推奨された[51]．
　　二つの分類はともに NE の病態生理を考慮したものであるが，前者は覚醒障害が，後者は
夜間多尿が考慮されていない．

文献

1）American Psychiatric Association. Diagnostic and Statistical Manual of Mental Disorders（DSM-IV-TR）. 4th ed, text revision. Washington, DC：American Psychiatric Association. 2000.

2）Nevéus T, von Gontard A, Hoebeke P, et al. The standardization of terminology of lower urinary tract function in children and adolescents：report from the Standardisation Committee of the International Children's Continence Society. J Urol 2006；176：314-324.

3）World Health Organization（WHO）. International Statistical Classification of Diseases and Related Health Problems. 10th Rev.（ICD-10）. WHO. Version for 2019-covid-expanded.
https://icd.who.int/browse10/2019/en（accessed on Feb 18, 2021）

4）von Gontard A. Enuresis. In：Rey JM（ed）. IACAPAP Textbook of Child and Adolescent Mental Health, online, 2012.
http://iacapap.org/iacapap-textbook-of-child-and-adolescent-mental-health/（accessed on Apr 16, 2021）

5）American Psychiatric Association. Diagnostic and Statistical Manual of Mental Disorders. 5th ed.（DSM-5）. Arlington：American Psychiatric Association Publishing. 2013：355-357.

6）Austin PF, Bauer SB, Bower W, et al. The standardization of terminology of lower urinary tract function in children and adolescents：update report from the Standardization Committee of the International Children's Continence Society. J Urol 2014：191：1863-1865.e13.

7）Nevéus T, Fonseca E, Franco I, et al. Management and treatment of nocturnal enuresis：an updated standardization document from the International Children's Continence Society. J Pediatr Urol 2020：16：10-19.

8）Paediatric Society of New Zealand. Best practice evidence based guideline. Nocturnal enuresis "Bedwetting" 2005.
https://www.continence.org.nz/pdf/nocturnal_eneuresis.pdf（accessed on Jan 16, 2021）

9）Butler RJ. Establishment of working definitions in nocturnal enuresis. Arch Dis Child 1991；66：267-271.

10）Elder JS. Enuresis and voiding dysfunction. In：Kliegman RM, Stanton BF, St Geme JW, et al.（eds）. Nelson Textbook of Pediatrics. 21th ed. Elsevier, 2019：2820-2821.

11）Robson WL, Leung AK. Secondary nocturnal enuresis. Clin Pediatr 2000；39：379-385.

12) Campbell P, Li W, Money-Taylor J, et al. Nocturnal enuresis : prevalence and associated LUTS in adult women attending a urogynaecology clinic. Int Urogynecol J 2017 ; 28 : 315-320.

13) McInnis RP, Dodds EB, Johnsen J, et al. CPAP treats enuresis in adults with obstructive sleep apnea. J Clin Sleep Med 2017 ; 13 : 1209-1212.

14) Sakamoto K, Blaivas JG. Adult onset nocturnal enuresis. J Urol 2001 ; 165(6 Pt 1) : 1914-1917.

15) Nørgaard JP, Djurhuus JC. The pathophysiology of enuresis in children and young adults. Clin Pediatr(Phila)1993 ; Spec No : 5-9.

16) Wille S. Primary nocturnal enuresis in children : background and treatment. Scand J Urol Nephrol Suppl 1994 ; 156 : 1-48.

17) Tu ND, Baskin LS, Arnhym AM. Nocturnal enuresis in children : etiology and evaluation. http://www.uptodate.com/contents/nocturnal-enuresis-in-children-etiology-and-evaluation(accessed on Apr 16, 2021)

18) Wille S. Nocturnal enuresis : sleep disturbance and behavioural patterns. Acta Paediatr 1994 ; 83 : 772-774.

19) Nevéus T, Hetta J, Cnattingius S, et al. Depth of sleep and sleep habits among enuretic and incontinent children. Acta Paediatr 1999 ; 88 : 748-752.

20) Van Herzeele C, Dhondt K, Roels SP, et al. Periodic limb movements during sleep are associated with a lower quality of life in children with monosymptomatic nocturnal enuresis. Eur J Pediatr 2015 ; 174 : 897-902.

21) Dhondt K, Van Herzeele C, Roels SP, et al. Sleep fragmentation and periodic limb movements in children with monosymptomatic nocturnal enuresis and polyuria. Pediatr Nephrol 2015 ; 30 : 1157-1162.

22) Yeung CK, Diao M, Sreedhar B. Cortical arousal in children with severe enuresis. N Engl J Med 2008 ; 358 : 2414-2415.

23) Nevéus T, Stenberg A, Läckgren G, et al. Sleep of children with enuresis : a polysomnographic study. Pediatrics 1999 ; 103 : 1193-1197.

24) Yeung CK, Chiu HN, Sit FK. Bladder dysfunction in children with refractory monosymptomatic primary nocturnal enuresis. J Urol 1999 ; 162 : 1049-1054.

25) Van Hoeck K, Bael A, Lax H, et al. Urine output rate and maximum volume voided in school-age children with and without nocturnal enuresis. J Pediatr 2007 ; 151 : 575-580.

26) Nørgaard JP, Hansen JH, Nielsen JB, et al. Nocturnal studies in enuretics : a polygraphic study of sleep-EEG and bladder activity. Scand J Urol Nephrol Suppl 1989 ; 125 : 73-78.

27) Nørgaard JP, Hansen JH, Wildschiøtz G, et al. Sleep cystometries in children with nocturnal enuresis. J Urol 1989 ; 141 : 1156-1159.

28) Broughton RJ. Sleep disorders : disorders of arousal? : enuresis, somnambulism, and nightmares occur in confusional states of arousal, not in ˝dreaming sleep˝. Science 1968 ; 159 : 1070-1078.

29) Nevéus T, Eggert P, Evans J, et al. Evaluation of and treatment for monosymptomatic enuresis : a standardization document from the International Children's Continence Society. J Urol 2010 ; 183 : 441-447.

30) Rasmussen PV, Kirk J, Borup K, et al. Enuresis nocturna can be provoked in normal healthy children by increasing the nocturnal urine output. Scand J Urol Nephrol 1996 ; 30 : 57-61.

31) Aikawa T, Kasahara T, Uchiyama M. The arginine-vasopressin secretion profile of children with primary nocturnal enuresis. Eur Urol 1998 ; 33(Suppl 3) : 41-44.

32) Rittig S, Knudsen UB, Nørgaard JP, et al. Diurnal variation of plasma atrial natriuretic peptide in normals and patients with enuresis nocturna. Scand J Clin Lab Invest 1991 ; 51 : 209-217.

33) Pomeranz A, Abu-Kheat G, Korzets Z, et al. Night-time polyuria and urine hypo-osmolality in enuretics identified by nocturnal sequential urine sampling : do they represent a subset of relative ADH-deficient subjects? Scand J Urol Nephrol 2000 ; 34 : 199-202.

34) Aceto G, Penza R, Delvecchio M, et al. Sodium fraction excretion rate in nocturnal enuresis correlates with nocturnal polyuria and osmolality. J Urol 2004 ; 171 : 2567-2570.

35) Rittig S, Schaumburg HL, Siggaard C, et al. The circadian defect in plasma vasopressin and urine output is related to desmopressin response and enuresis status in children with nocturnal enuresis. J Urol 2008 ; 179 : 2389-2395.

36) Aceto G, Penza R, Coccioli MS, et al. Enuresis subtypes based on nocturnal hypercalciuria : a multicenter study. J Urol 2003 ; 170 : 1670-1673.

37) De Guchtenaere A, Vande Walle C, Van Sintjan P, et al. Nocturnal polyuria is related to absent circadian rhythm of glomerular filtration rate. J Urol 2007 ; 178 : 2626-2629.

38) 赤司俊二，大友義之．24 時間排尿記録による夜尿症病型分類．夜尿症研究 2004 ; 9 : 31-36.

39) Iscan A, Ozkul Y, Unal D, et al. Abnormalities in event-related potential and brainstem auditory evoked response in children with nocturnal enuresis. Brain Dev 2002 ; 24 : 681-687.

40) Freitag CM, Röhling D, Seifen S, et al. Neurophysiology of nocturnal enuresis : evoked potentials and prepulse inhibition of the startle reflex. Dev Med Child Neurol 2006 ; 48 : 278-284.

41) Watanabe H, Azuma Y. A proposal for a classification system of enuresis based on overnight simultaneous monitoring of electroencephalography and cystometry. Sleep 1989 ; 12 : 257-264.

42) Järvelin MR, Vikeväinen-Tervonen L, Moilanen I, et al. Enuresis in seven-year-old children. Acta Paediatr Scand. 1988 ; 77 : 148-153.

43）Hublin C, Kaprio J, Partinen M, et al. Nocturnal enuresis in a nationwide twin cohort. Sleep 1998；21：579-585.

44）Eiberg H, Berendt I, Mohr J. Assignment of dominant inherited nocturnal enuresis（ENUR1）to chromosome 13q. Nat Genet 1995；10：354-356.

45）Arnell H, Hjälmås K, Jägervall M, et al. The genetics of primary nocturnal enuresis：inheritance and suggestion of a second major gene on chromosome 12q. J Med Genet 1997；34：360-365.

46）Eiberg H. Total genome scan analysis in a single extended family for primary nocturnal enuresis：evidence for a new locus（ENUR3）for primary nocturnal enuresis on chromosome 22q11. Eur Urol 1998；33（Suppl 3）：34-36.

47）Longstaffe S, Moffatt ME, Whalen JC. Behavioral and self-concept changes after six months of enuresis treatment：a randomized, controlled trial. Pediatrics 2000；105：935-940.

48）金子一成．夜尿症．日本小児腎臓病学会編．小児腎臓病学．東京：診断と治療社，2012：375-380.

49）西　美和．夜尿症の診断と治療―日本の小児科夜尿症専門医による病型分類と治療手順．外来小児 2013；16：332-338.

50）渡辺　決，河内明宏．夜尿症．泌外 1998；11：217-220.

51）渡辺　決，河内明宏．夜尿症の新しい考え方．明治鍼灸医 1998；23：1-6.

夜尿症の頻度（有病率）と経過

I. 夜尿症の有病率

夜尿症（nocturnal enuresis：NE）の有病率は，その対象患者（単一症候性 NE か非単一症候性 NE か）の比率によりかなりばらつきがあるが，わが国の日常診療で 3/4 を占める単一症候性 NE に限定すると，5 歳：15%，6 歳：13%，7 歳：10%，8 歳：7%，10 歳：5%，12〜14 歳：2〜3%，15 歳以上：1〜2% とされている[1]．世界各国でその頻度にはほぼ差がないと考えられている[2]．男女比は 2：1 であるが[1]，10 歳以降は差がみられなくなってくる[3]．

NE は思春期までは 1 年間に 14% ずつ自然軽快していく[4]．国際小児禁制学会（International Children's Continence Society：ICCS）は，図 1 のデータを提示している[1,5]．

Yeung ら[6]の香港のデータを図 2 に示すが，ほぼ毎晩夜尿のある症例が成人期へとトランジションしている．

赤司ら[7]は，生活指導をはじめとする治療介入により，自然経過に比べて治癒率を 2〜3 倍高めることができ，治癒までの期間も短縮し，1 年後の治癒率は未介入の症例では 10〜15% に対し，治療介入例では約 50% が治癒すると報告している．

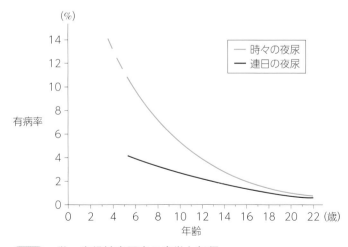

図1 単一症候性夜尿症の疫学と転帰

［Nevéus T, et al. Evaluation and treatment of monosymptomatic enuresis：a standardization document from the International Children's Continence Society（ICCS）. ICCS web site, 2011］

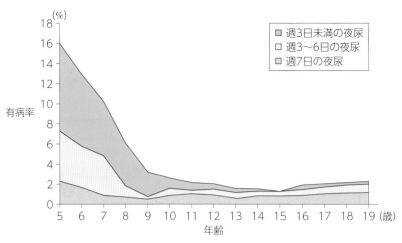

図2　夜尿の頻度と有病率の推移
(Yeung CK, et al. BJU Int 2006；97：1069-1073)

II. 昼間尿失禁の有病率

　昼間尿失禁(daytime urinary incontinence)の頻度は, 7歳で6.3～7.9%[8-10), 11～12歳では6.4%[9,11,12), 16～17歳では0.5%[13)とされている. NEとは異なり男児より女児に多く, 加齢とともにその傾向は顕著になる[14).

III. 夜尿症の長期経過

　小児期にNEの加療を受けた患者の長期予後の報告が近年得られている[15,16). Goessaertら[15)は, ベルギーのゲント大学病院の小児期の患者1,265名に質問票を送り, 解析に有効な回答を515名(11～31歳：中央値17歳)から得た. これらの回答者でNEが治癒した年齢は, 6～24歳(中央値10歳)であった. 当時のNEの病型は, 単一症候性NEが40%, 非単一症候性NEが60%であり, 二次性NEが9%であった. 回答時に, 依然として7%でNEが残存しており, NEを含む尿失禁が25%でみられた. 尿意切迫感が17%, 頻尿が8%, 夜間覚醒排尿が35%でみられた. 夜間覚醒排尿を要する患者は, 有意に小児期のNEの治癒年齢が高く, かつ, 非単一症候性NEの頻度が多かった. Akashiら[16)は, わが国のNE専門クリニックにおいて, 患者の両親や祖父母3,649名にアンケート調査を行い, 小児期にNEがあり, 特に12歳以降まで続いた患者では, 成人になって夜間覚醒排尿や尿意切迫感をきたす頻度が高いことを報告している. Negoroら[17)も, 滋賀県長浜市における5,402名を対象とした疫学調査において, 小児期にNEの既往があった対象者に, 成人期の夜間覚醒排尿がより多くみられると報告している.

文献

1）Tu ND, Baskin LS, Arnhym AM. Nocturnal enuresis in children：etiology and evaluation. UpToDate.
https://www.uptodate.com/contents/nocturnal-enuresis-in-children-etiology-and-evaluation（accessed on Nov 7, 2020）

2）Graham KM, Levy JB. Enuresis. Pediatr Rev 2009；30：165-172.

3）Dossche L, Walle JV, Van Herzeele C. The pathophysiology of monosymptomatic nocturnal enuresis with special emphasis on the circadian rhythm of renal physiology. Eur J Pediatr 2016：175：747-754.

4）Caldwell PH, Nankivell G, Sureshkumar P. Simple behavioural interventions for nocturnal enuresis in children. Database Syst Rev 2013：CD003637（accessed on Nov 7, 2020）

5）Nevéus T, Eggert P, Evans J, et al. Evaluation and treatment of monosymptomatic enuresis：a standardization document from the International Children's Continence Society（ICCS）. ICCS web site, 2011.
http://i-c-c-s.org/members/slide-library/（accessed on Nov 7, 2020）

6）Yeung CK, Sreedhar B, Sihoe JD, et al. Differences in characteristics of nocturnal enuresis between children and adolescents：a critical appraisal from a large epidemiological study. BJU Int 2006；97：1069-1073.

7）赤司俊二．長期治療解析例による初診時臨床所見スコアー化の試みと治療予後の推定．夜尿症研究 2009；14：29-34.

8）Söderstrom U, Hoelcke M, Alenius L, et al. Urinary and faecal incontinence：a population-based study. Acta Paediatr 2004；93：386-389.

9）Lee SD, Sohn DW, Lee JZ, et al. An epidemiological study of enuresis in Korean children. BJU Int 2000；85：869-873.

10）Swithinbank LV, Heron J, von Gontard A, et al. The natural history of daytime urinary incontinence in children：a large British cohort. Acta Paediatr 2010；99：1031-1036.

11）Swithinbank LV, Brookes ST, Shepherd AM, et al. The natural history of urinary symptoms during adolescence. Br J Urol 1998；81（Suppl 3）：90-93.

12）Kajiwara M, Inoue K, Usui A, et al. The micturition habits and prevalence of daytime urinary incontinence in Japanese primary school children. J Urol 2004；171：403-407.

13）Safarinejad MR. Prevalence of nocturnal enuresis, risk factors, associated familial factors and urinary pathology among school children in Iran. J Pediatr Urol 2007；3：443-452.

14）Kyrklund K, Taskinen S, Rintala RJ, et al. Lower urinary tract symptoms from childhood to adulthood：a population based study of 594 Finnish individuals 4 to 26 years old. J Urol 2012：188：588-593.

15）Goessaert AS, Schoenaers B, Opdenakker O, et al. Long-term followup of children with nocturnal enuresis：increased frequency of nocturia in adulthood. J Urol 2014：191：1866-1870.

16）Akashi S, Tomita K. The impact of a history of childhood nocturnal enuresis on adult nocturia and urgency. Acta Paediatr 2014：103：e410-415.

17）Negoro H, Fukunaga A, Setoh K, et al. Medical history of nocturnal enuresis during school age is an independent risk factor for nocturia in adults：the Nagahama study. Neurourol Urodyn 2021：40：326-333.

総論 3 | 夜尿症の初期診療

I. 初期診療

夜尿症(nocturnal enuresis：NE)の初期診療にあたっては，病歴聴取(問診)，身体診察，排尿日誌，排便日誌，飲水記録，尿検査が重要となる．なかでも病歴聴取は最も重要であり，追加の評価が必要かどうかの確認，および適切な治療を決定するために十分な情報を収集する必要がある．

1 病歴聴取

病歴聴取では，保護者のみならず，NE の治療を受ける患者本人と十分に話をして，患者本人が積極的にその後の治療プロセスに関与する必要がある．病歴聴取では少なくとも以下に述べる項目について確認する．

a．一次性または二次性か？(総論 1 参照)

生まれてから 6 か月以上の期間が空かずに持続する夜尿(夜間就寝中の尿失禁)であれば一次性 NE であり，夜尿を主訴に受診した患者の大部分を占める．つまり就学年齢前のトイレットトレーニングによっておむつが外れ，日中の排尿習慣は確立したにもかかわらず，夜尿が継続している場合が該当する．一方で，6 か月以上夜尿が消失していた期間がある場合の再発例に対しては，二次性 NE として追加の評価が必要である．

二次性 NE をみた場合には，心理的要因に続発した可能性と，他の器質的疾患の発症に伴って続発した可能性を鑑別する．心理的要因に続発した二次性 NE に対しては，家庭生活や学校生活全般(近親者やペットとの死別，両親の離婚，学校でのいじめ，部活動や受験勉強のストレス等)についても問診する．また大地震や交通事故に遭遇した後から夜尿が出現する外傷体験によるトラウマ反応も報告されている[1,2]．この場合は，純粋な心理的なトラウマ反応による夜尿出現なのか，それとも実際の事故による器質的外傷から生じている夜尿なのかを鑑別する必要がある．心理的要因による二次性 NE の多くは一過性であり，自然軽快する傾向があるものの，症状が遷延する場合には小児精神科医の診察やカウンセリングが有効な場合がある[3,4]．

b．単一症候性または非単一症候性か？(総論 1 参照)

夜尿のみを認める場合は単一症候性 NE であり，臨床上よく遭遇する．しかし夜尿に加えて，昼間尿失禁(daytime urinary incontinence)や何らかの下部尿路症状(lower urinary tract symptoms：LUTS)を伴う場合には，非単一症候性 NE として追加の評価が必要となるケースがある．LUTS は患者本人への問診のみでは把握できないことも多い．保護者への問診とと

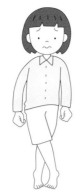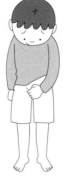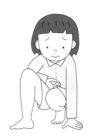

両足を交差させて　　陰茎をつまんで　　かかとで会陰部を
落ち着きがなくなる　排尿を抑制する　　圧迫しながら
　　　　　　　　　　　　　　　　　　　しゃがみ込む

図1 排尿我慢姿勢

もに，膀胱機能障害の評価には後述するトロント式機能障害性排尿症状スコア（dysfunctional voiding symptom score：DVSS）を活用する．「排尿我慢姿勢（holding maneuver）」（図1）などから LUTS の存在を疑った場合には，必要に応じて他の検査や治療を行う（総論 5，CQ2 参照）[5]．

c．下部尿路症状，機能障害性排尿症状の程度

NE 患者で LUTS を随伴している場合には，これらの症状や重症度を評価するために DVSS によるスコアリングを用いるとよい[6]．問診で一つひとつの症状を確認する前に，待合室などで事前に質問票を記入してもらうとわかりやすい．

DVSS はトロント小児病院で開発されて以降，様々な追試を経て小児の LUTS を客観的に捉える質問票として広く普及している．七つの LUTS（①昼間尿失禁の回数，②昼間尿失禁の尿量，③排尿回数の少なさ，④尿失禁抑制行動，⑤尿意切迫感，⑥排尿困難，⑦排尿時痛）および二つの排便症状（排便回数の少なさ，排便困難）の質問項目からなり，それぞれ 0〜3 点のスコアをつけ，最大 30 点となるように作成されている．わが国では 2014 年に言語学的に公式認証された DVSS 日本語改訂版の保護者用と小児用が発表されている（表1，表2）[7]．

d．夜尿の頻度

国際小児禁制学会（International Children's Continence Society：ICCS）は，1 週間に 4 日以上の夜尿を「頻回」，3 日以下の夜尿を「非頻回」と定義している（総論 1 参照）[8]．頻回の場合は，非頻回のものに比べてアラーム療法のよい適応となる（総論 4 参照）．また一晩に複数回の夜尿を認める患者では治療に難渋することが多い．

e．家族歴，既往歴

NE は家族集積性が強く，両親のいずれかに NE の既往があると，その児が NE となる率は高まる（総論 1 参照）．

尿路感染症の既往を確認する．膀胱炎はしばしば膀胱容量を減少させる一因となる[9]．そのほか，てんかんの既往がある場合には，就寝中のてんかん発作による尿失禁であるケースも考慮する．鼻炎や扁桃肥大などの就寝中の睡眠呼吸障害も夜尿を生じる一因となる（参考 4 参照）．非単一症候性 NE の場合は会陰部や下肢の神経学的異常を生じさせる疾患や外傷の既往の有無を確認する．

表1　DVSS 日本語改訂版（保護者用）

お子様の排尿，排便の状況についての質問です．当てはまるところに○をつけてください.

	ほとんどない	半分より少ない	ほぼ半分	ほとんど常に	わからない
1　日中に服や下着がオシッコでぬれていることがあった.					
2　（日中に）おもらしするときは，下着がぐっしょりとなる.					
3　大便が出ない日がある.					
4　気張って，大便を出す.					
5　1〜2 回しかトイレに行かない日があった.					
6　足を交差させたり，しゃがんだり，股間をおさえたりして，オシッコを我慢することがある.					
7　オシッコをしたくなると，もう我慢できない					
8　お腹に力を入れないと，オシッコができない.					
9　オシッコをするときに痛みを感じる.					

お父様，お母様への質問です：

10　次のようなストレスを受けることがお子様にありましたか？	はい	いいえ
・弟や妹が生まれた.		
・引っ越し		
・転校，進学など		
・学校での問題		
・虐待（性的なもの・身体的なもの等）		
・家庭内の問題（離婚・死別等）		
・特別なイベント（特別な日等）（例：宿泊行事）		
・事故や大きなけが，その他		

（今村正明，他. 日泌会誌 2014；105：112-121）

f．過去の治療歴

　すでに薬物療法（デスモプレシンや抗コリン薬）やアラーム療法が行われており，奏効していない場合には適切な治療がなされていたかどうかを問診する.

　過去にデスモプレシンを使用していた場合には，剤形が点鼻スプレーか口腔内崩壊錠であったかを確認する．点鼻スプレーで奏効していなかった場合には，鼻炎などで薬効が十分に得られていなかった可能性も考慮する.

　過去にアラーム療法を脱落（ドロップアウト）した経緯があれば，その理由を確認しておく．特にアラーム療法では，夜尿頻度が少ない患者では効果が得られにくい．そのほか，機

表2　DVSS 日本語改訂版（小児用）

この1かげつのあいだ	ほとんど ない (0)	はんぶん より すくない (1)	はんぶん くらい (2)	ほとんど いつも (3)	わから ない (×)
1　ひるまにおもらしをしたことがある.					
2　(ひるまに)おもらしをしたとき，パンツがびちょびちょになる.					
3　ウンチがでないひがある.					
4　きばらないとウンチがでない.					
5　いちにち，1かいか2かいしかトイレにいかない.					
6　あしをとじたり，しゃがんだり，もじもじしたりして，オシッコをがまんすることがある.					
7　オシッコをしたくなると，もうがまんできない.					
8　おなかにちからをいれないとオシッコがでない.					
9　オシッコをするとき，いたい.					

（今村正明，他．日泌会誌 2014；105：112-121）

器の故障やブザー音で同居者やペットが起きてしまうために続けられないこともしばしばある．アラーム療法を導入する際には，同居者の理解と協力が不可欠であることを再度確認しておく.

過去に抗コリン薬を使用していた場合には，口渇・口内乾燥，羞明，便秘といった副作用の出現があったかどうかを問診する．特に抗コリン薬の副作用による便秘の悪化は，NE の治療に影響する可能性があるため確認しておく.

g．治療に対するモチベーション，直近の宿泊行事の有無

NE 患者本人と保護者がどれほど困っているのかを確認する．困っていない患者では，生活指導の順守が難しく，治療アドヒアランスの低下にもつながるために治療に難渋するリスクが高い．逆に，修学旅行やキャンプといった宿泊行事を直近に控え，極めて困っている小学校高学年以降の患者に対しては，治療初期からデスモプレシンとアラーム療法の併用療法を検討する（CQ10 参照）．なお，夜尿が完全に軽快していない小児の場合，宿泊行事期間中の対応方法は様々であるが，患者が安心して参加できる環境整備が重要となる（参考1参照）.

h．生活リズムの確認

NE 治療の基本は，規則正しい生活リズムの継続である．起床時間，夕食時間，入浴時間，就寝時間の確認を行う．睡眠時間が長い場合には，就寝中の尿意覚醒があるのかどうかを確認する（参考2参照）．夕食時間と就寝時間の間隔が短い場合，摂取した水分を排尿できないまま就寝している可能性がある．加えて，デスモプレシン口腔内崩壊錠を服用する際には，十分な薬効を得るために夕食後からしばらく時間を置いてからの服用のほうがよい．入浴後に口渇を訴える患者では，夕食時間前に入浴を終わらせることも提案する.

　また，夕食後におやつやフルーツなどの間食をする習慣があるのか，就寝前にどれくらい水分摂取するのか，コーヒーやお茶などカフェインを含有するものを摂取しているかどうかも確認する．NE 以外の疾患の治療のために内服薬を常用しているかどうかを確認する．抗てんかん薬や抗アレルギー薬のように夕食後に常用する必要がある薬剤については，可能であればそれらを口腔内崩壊錠の剤形に変更してもらうか，もしくはできるだけ少ない量の水で服用してもらう．

　部活動や学校から帰宅したあとの習い事(学習塾，スポーツ教室等)がある場合，夕食時間や就寝時間が遅くなりがちである．また，夏季やスポーツで汗をかいた日には就寝前までに飲水過多になりがちである．このように夕食時間から就寝時間まで十分な間隔がとれない場合や，最終飲水から就寝時間まで十分な間隔がとれない場合には，デスモプレシンの副作用(水中毒)を懸念して，治療選択としては最初からアラーム療法のほうが適している．

i. 一般的な健康状態の確認

　身長や体重を確認し，可能であれば成長曲線を作成する．その場合，母子手帳や学校の成長記録を参考にするとよい．問診によって低身長などの成長障害や急激な体重減少の既往があれば，尿崩症(diabetes insipidus)，下垂体腫瘍をはじめとする頭蓋内病変，糖尿病，尿濃縮障害をきたす慢性腎臓病などを鑑別するために，尿検査に加えて血液検査を追加する(CQ2-1 参照)．

　特に二次性 NE で悪心・嘔吐がある場合や，急に始まった過度の口渇と多飲を伴った場合などでは糖尿病(小児ではおもに 1 型)の症状である可能性も考慮する．

　肥満やそれに随伴するひどいいびき，睡眠呼吸障害の可能性がある場合には，耳鼻咽喉科へのコンサルテーションを検討する(参考 4 参照)．

j. 排便習慣，便性の確認

　排便習慣に関する問診は，保護者だけでなく，必ず患者本人にも行う．具体的には排尿日誌とともに排便日誌を参考にする(総論 5 参照)．

k. 発達歴，問題行動の有無

　精神疾患，発達遅滞，学習障害，注意欠如・多動症(attention-deficit/hyperactivity disorder：ADHD)や自閉スペクトラム症(autism spectrum disorder：ASD)の指摘や可能性はないかを問診する．これらがある場合には NE の治療に難渋するケースがある．発達障害や問題行動が重症の場合には，早期に小児神経専門医へのコンサルテーションを検討する(CQ11，参考 3 参照)．

l. トイレに対する恐怖の有無

　トイレ自体に対する恐怖心や嫌悪感の有無を確認する[10]．「夜間に一人でトイレへ行くのが怖い」，「トイレの周囲が暗いので怖い」といった要因により生じている夜尿であるのかを問診する．この場合，トイレへ行きやすくするための環境改善に努める．夜間に尿意覚醒があった場合には，保護者を起こして一緒にトイレへ行く，夜間はトイレへ向かう廊下の電気をあらかじめつけておくなどの工夫が有効なことがある．一方で，トイレ拒絶症(toilet refusal)，トイレ恐怖症(toilet phobia)といった精神疾患が疑われる場合には，認知行動療法などによる専門的介入を考慮する[11]．

m．家庭環境・居住環境の確認

同居人の構成や，室内ペットの有無を確認する．家族全員が同じ部屋で就寝している場合や，室内犬などを飼っている場合には，大きなブザー音が鳴るアラーム療法は施行が難しい．

② 身体診察

一次性かつ単一症候性 NE では，身体所見に異常を認めることは少ない．しかし，初診時には器質的疾患の有無を確認するために，以下の所見をとることは重要である．

a．身体測定（身長，体重），血圧測定

成長障害の有無を評価する．成長障害や高血圧を認める場合は腎疾患の存在を示唆する．一方，肥満を認める場合は肥満と関係の深い睡眠呼吸障害にも留意する．

b．咽頭所見

扁桃肥大（口蓋扁桃の肥大）はないか（参考 4 参照）．

c．腹部触診

腹部に便塊を触知しないか．特に左下腹部に便を触れる場合は便秘症を示唆する．

d．腰仙部所見

腰仙部（腰仙髄領域）に体表異常（異常な発毛や陥凹），膨隆（脊髄脂肪腫），会陰部や下肢に神経学的異常はないか．異常を認める場合は潜在性神経管閉鎖不全や脊髄疾患を疑う．

e．外陰部所見

男児では，強い包茎や尿道開口部異常（尿道下裂）がないか．女児では，陰唇癒合がないか．また昼夜を問わずに持続的に下着が尿で湿っている場合には，異所性尿管を疑う．この場合，会陰部に尿による皮膚症状（発赤，痒み）などを伴っていることもある．

そのほか，下着に尿や便による汚れがあっても本人が気にしていないこともある．そのような場合には，本人の自覚はなくとも LUTS や便失禁（fecal incontinence）を示唆するため，追加の評価を検討する（総論 5，CQ2 参照）．

③ 排尿日誌，排便日誌，飲水記録（表 3）（CQ3 参照）

NE の初期診療では，排尿日誌と排便日誌をつけるように指導する[12]．NE 患者と保護者が一緒に記録することで，排泄の様子に対する気づきを生み出す大切な機会となり，家族全体の治療アドヒアランスも把握することができる．また，便秘の存在は，昼間尿失禁および NE の病態と明らかに関連するため，排尿日誌とともに，必ず排便日誌をつけるように指導する．便秘の評価には Rome IV 診断基準（表 4）を用いる[13]．便性については，ブリストル式便性状スケール[14]を用いることで，できるだけ客観的な評価を試みる（図 4）．なお，慢性便秘症に対する精査・治療については，CQ2-2，CQ2-3，CQ5 を参照されたい．

飲水記録は，デスモプレシンを使用している期間は水中毒を予防するために夕方以降の記録を指導する[15]．

④ 尿検査

NE の初期診療では，全例で尿検査を行う（CQ2-1 参照）．わが国では一般的に尿定性・尿沈渣が用いられるが，欧米では試験紙法が頻用されている．

表3 具体的な日誌の記録方法

排尿日誌	1. 7 日間の昼間尿失禁と夜尿頻度の記録 (図 2) ・昼間尿失禁，および夜尿の回数を記録する 2. 48 時間 (必ずしも 2 日間連続の必要はない) の排尿時間と尿量測定 (図 3) ・起床時から就寝時までの間の排尿した時間と排尿量 ・尿量測定には料理用計量カップなどを用いるとよい ・LUTS の有無，ある場合には具体的な症状 (総論 1 参照)
排便日誌	1. 7 日間の排便記録 (Rome IV 基準を活用) (表 4) 2. 1 日当たりの排便回数 3. 便性 (ブリストル式便性状スケールを活用) (図 4)
飲水記録	夕食後の飲水回数・飲水量の記録，飲んだ内容

LUTS：下部尿路症状.

起きている間の尿失禁 (昼間尿失禁) と，夜尿の頻度調査です.

以下の表に日付を書き込んで，7 日間毎日記録してください.
　　○：漏れなかった日
　　△：下着が湿る程度の漏れがあった日
　　×：下着がびっしょり濡れてしまった日

＊診療期間中にこのような毎日の記録を残しておくことは，その後の治療成績にもつながりますので，記録することを習慣としてください.

日付	/	/	/	/	/	/	/
昼間尿失禁							
夜尿							

図2 7 日間の昼間尿失禁と夜尿頻度の記録の例

(中井秀郎, 他. 日小児泌会誌 2020；29：3-19 より改変)

	日付	年　月　日( )	
	起床時間	時　分	
	就寝時間	時　分	

	時間	排尿	切迫感	漏れ	尿量	水分摂取量	メモ
1	8時00分	○	○	多中少	120mL	牛乳200mL	
2	9時30分	○		多中少	80mL	mL	
3	11時00分	○	○	多中少	100mL	mL	
4	12時15分	○		多中少	40mL	mL	
5	14時00分	○	○	多中少	90mL	mL	トイレに間に合わなかった
6	15時30分	○		多中少	50mL	mL	
7	16時15分	○		多中少	100mL	お茶150mL	
8	17時30分	○		多中少	50mL	mL	
9	18時30分	○	○	多中少	120mL	mL	
10	20時00分	○		多中少	30mL	mL	

トイレで排尿した際に○をつけてください

急に起こる抑えられない尿意で，我慢することが難しかった際に○を付けてください

漏れてしまった場合に，その程度 (多, 中, 少) を○で囲んでください

トイレで排尿した量を測り，記入してください

図3 48 時間の排尿時間と尿量測定の例

表4 機能性便秘症の評価のための Rome IV 基準（小児および思春期）

4歳以上の小児では，以下の項目の少なくとも二つが週1回以上の頻度で1か月以上あり，過敏性腸症候群の診断基準を満たさない．

1. 1週間に2回以下のトイレでの排便

2. 少なくとも週に1回の便失禁

3. 便を我慢する姿勢や過度の自発的便貯留の既往

4. 痛みを伴う，あるいは硬い便通の既往

5. 直腸内に大きな便塊の存在

6. トイレが詰まるくらいの大きな便の既往

（Hyams JS, et al. Gastroenterology 2016；150：1456-1468）

タイプ①	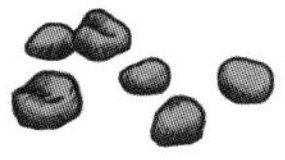	コロコロ便・ポロポロ便 小さく硬く丸まって，別々の塊になった便．
タイプ②	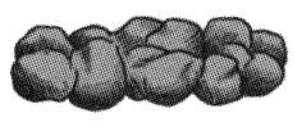	ゴツゴツ便 「コロコロ便」がつながって固まったような硬い便．
タイプ③	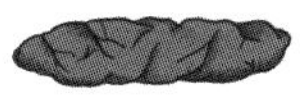	ソーセージ便・バナナ便（硬め） ソーセージやバナナのような形の便で，表面に多少の割れ目がある．
タイプ④	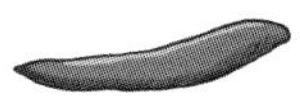	ソーセージ便・バナナ便（柔らかめ） ソーセージやバナナのような形の便で，表面はなめらか．
タイプ⑤	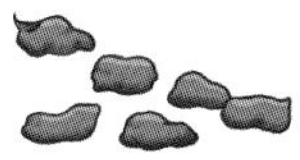	軟便 柔らかくて小さな塊の便で，表面はなめらか．
タイプ⑥	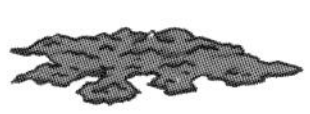	かゆ状便 さらに柔らかくなった便で，表面はギザギザしている．
タイプ⑦	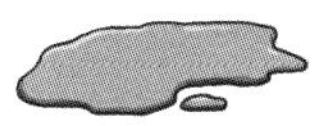	泥状便・水様便 塊がない．液状の便．

図4 ブリストル式便性状スケール

［O'Donnell LJ, Virjee J, Heaton KW. Detection of pseudodiarrhoea by simple clinical assessment of intestinal transit rate. BMJ（Clinical research ed）1990；300：439-440 より作成］

5 血液検査

　夜尿のみを主訴に受診した患者に対し，初期診療におけるルーチンの血液検査は不要である（CQ2-1 参照）．

⑥ 画像検査

夜尿のみを主訴に受診した患者に対し，腹部単純 X 線検査，腹部超音波検査，排尿時膀胱尿道造影法（voiding cystourethrography：VCUG），脊髄 MRI 検査などの画像検査は，初期診療においてルーチンには不要である[15-17]（CQ2-2，CQ2-3，CQ2-4 参照）.

重症な便秘が疑われる患者，昼間尿失禁や頻尿を伴った非単一症候性 NE 患者，尿路感染症の既往があるにもかかわらずこれまでに画像検査が行われていない患者，先天性腎尿路異常（congenital anomalies of the kidney and urinary tract：CAKUT）に起因する症状を呈している患者，および腰仙部の異常所見や会陰部や下肢に神経学的異常を伴う患者には画像検査の施行を考慮する.

II. ウロセラピー

ウロセラピー（urotherapy）は LUTS のある患者に first line で行われる非薬物療法であり，他の治療を行う際にも常に併用される生活指導・行動療法の総称である. ウロセラピーの目的は，排尿排便のパターンを正常に近づけることである. NE のほかに昼間尿失禁，機能障害性排尿（dysfunctional voiding：DV）に対しても適応がある. 夜尿は本人の意識とは無関係に就寝中に生じてしまうが，NE 患者であっても日中の覚醒している時間帯に排尿に関する生活指導・行動療法に取り組むことは可能である.

ウロセラピーは，標準的ウロセラピーと特定の介入を行うウロセラピーに分けられる[18].

① 標準的ウロセラピー

標準的ウロセラピーとしては，①病態説明，②行動療法，③生活様式についての助言，④排泄習慣の記録，⑤保護者とともに患者を支援し励ますことがあげられる. 2020 年に ICCS から発表されたウロセラピーの手引きでは，4 週間の標準的ウロセラピーで効果がない場合は，内服治療など次のステップに進むことを推奨している[19].

a. 病態説明

何よりもまず患者とその保護者に伝えなければならないのは，NE は患者や保護者のせいではないということである. これをふまえて，正常な下部尿路機能や患者が個々に抱える病態，それを改善する方法と治療の流れの説明を行う. 図を描きながらの説明や，小冊子，模型，スライドを用いた説明など，患者の年齢に対応した説明の工夫が必要である[20].

b. 行動療法

適切な姿勢で排泄すること，尿意や便意を感じたら我慢しないで排泄すること，定期的に排尿排便する習慣をつけることなどである.

座位排尿時に，両足底がしっかり床についていない姿勢や，殿部を便座から浮かせた姿勢では，骨盤底筋の収縮が誘発され，十分に骨盤底筋を弛緩することができない[21,22]. この状態を改善するために，小児用補助便座や踏み台の使用を助言し，ゆっくり排尿して十分に骨盤底筋を弛緩させることを指導する（図5）[8,23]. さらに骨盤底筋の動きを気づかせるために，胸とお腹から空気を出すように息を吐きながら骨盤底筋を緩め，胸とお腹に同時に空気を入れるように息を吸いながら骨盤筋を締めるということを指導する[19].

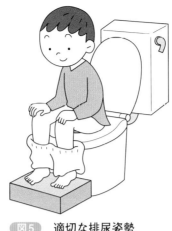

図5 適切な排尿姿勢

　また1日6〜7回決まった時間に排尿に行くという定時排尿(timed voiding)を指導する．特に昼間尿失禁のある患者では必ず行う．起床時，在校中に2回，帰宅時，夕食時，就寝前というように，日常決まって行うことと定時排尿のタイミングを結びつけるとよい[19]．定時排尿の詳細については総論5も参照されたい．排尿すべき時間をセットしたタイマーウォッチを用いて定時排尿を行うほうが有意に昼間尿失禁の改善率が高いという報告がある[24]．

　また便秘は，小児の下部尿路機能によくない影響を与えるという情報を提供する．便秘の小児は，慢性的に直腸が拡張しているため，はっきりとした便意を認識できないことがしばしばある．そのような場合には，まず定期的に排便する習慣をつけるように教育する[25]．具体的には，胃結腸反射が起こって排便がしやすくなる食後15〜30分の時点で，5分間トイレに座って排便を試みることを毎日行い，その結果を排便日誌に記録するように指導する．加えて，排便状態をよくするためには繊維質の多い健康的な食事，十分な飲水，適当な運動が必要であるという情報を提供し，患者の生活に何が足りないのかを話し合う[19]．

c．生活様式についての助言

　バランスのとれた水分および栄養の摂取を心がけることに加えて，カフェインの摂取を避けるように指導する．カフェインはコーヒー，紅茶，緑茶のほかに，ソフトドリンクにもしばしば含有されている．そのほか，摂取制限すべきものとして，夕方以降の牛乳・乳製品，塩分，たんぱく質を多く含む食品があげられる(CQ3参照)．

　水分のとり方については，水分摂取量とともに摂取のタイミングも重要となる．単一症候性NEに対するデスモプレシンを使用していない期間の夕方以降の厳格な水分制限は，明確な利点がない限り，強く勧めない[15]．一方，最も重要なことは，デスモプレシンによる副作用(水中毒)の出現を防ぐために，デスモプレシンの使用期間中は水分摂取制限を厳格に順守させることである(総論4，CQ6参照)．

d．排尿症状や排泄習慣についての記録

　NEおよび昼間尿失禁の頻度，日々の排尿回数と飲水量を毎日記録することは，適切に飲水し定期的に排尿する習慣をつけるための自己観察療法となり，また患者自身が自分の達成した結果を確認することで，治療アドヒアランスを高めることができる．記録は2週間〜3

か月継続し，診療のたびに医療者がチェックする．

　医療者側は排尿状態の変化について患者と話し合い，患者が治療を頑張っていることをねぎらう．年齢的に可能なら，保護者の支援を受けつつも患者自身が記録することが重要で，排尿状態の改善にもつながる[19]．

e．保護者とともに患者を定期的に援助し励ますこと

　標準的ウロセラピー施行中は，定期的に患者と面談し励ます．受診間隔は3か月以上あけないことが望ましい[19]．

　ご褒美は患者の治療アドヒアランスを高める．夜尿がなかった日にステッカーを貼るというご褒美は，何もしないよりは夜尿を改善するという報告がある[26]．しかし，そもそも患者は夜尿を制御できないから治療を受けているのであり，自身で制御できないことをご褒美の対象にすると，夜尿が続いた際に患者自身が「夜尿がよくならないのは自分のせいだ」と受け止めてしまう可能性がある．そのため，治療中のご褒美は，夜尿をしなかったことより，あらかじめ決めておいた行為（就寝前に忘れずにトイレに行く，定時排尿が順守できた等）に対して与えるべきである[16,19]．また，以前に達成したご褒美を取り上げるなどのペナルティーは逆効果である[27]．

f．その他

　主治医としては，たとえ時間がかかっても夜尿が治るまで付き添うこと，必要と判断したときは専門医療機関に紹介するという旨を患者・保護者に伝えておくことも大切である．

❷ 特定の介入を行うウロセラピー

　特定の介入を行うウロセラピーとしては，①アラーム療法，②認知行動療法，③神経変調療法（neuromodulation），④心理療法，⑤骨盤底筋訓練・バイオフィードバック療法があげられる．

　このうち，①アラーム療法については，総論4，CQ9，CQ10 を参照されたい．②認知行動療法は，標準的ウロセラピーの項で取り上げた「生活様式についての助言」との区別が困難なことがあるが，日常習慣にない特別なことを教えるのが認知行動療法と捉えるのが妥当である．たとえば，非単一症候性 NE 患者に対してしばしば行われるがまん訓練（できるだけ排尿を我慢し，徐々に排尿までの間隔を延長する）などが含まれる（総論5，CQ4-2 参照）．③神経変調療法は，膀胱・尿道機能を支配する末梢神経を様々な方法で刺激し，神経機能変調により膀胱・尿道機能の調整を図る治療法であり，専門施設で行われることが多い（総論6 参照）．④心理療法は，LUTS に合併する行動障害および情緒障害に対する治療であるが，NE そのものに対する治療ではないとされる．⑤骨盤底機能の強化を目的とした骨盤底筋訓練，バイオフィードバック療法は，主として DV に対して有効とされるが，NE に用いられることは少ない．わが国では保険診療外であること，小児泌尿器疾患を専門とする施術者（ウロセラピスト）が少ないこともあり，一般的でない．

III．夜間尿量に基づいた治療選択

　わが国の NE 診療では，1980 年代後半に帆足や赤司によって，夜間尿量，尿浸透圧，尿比

（表5）　日本と欧米の定義する膀胱容量，夜間多尿，低膀胱容量

	日本		欧米	
膀胱容量	25×(年齢＋2)mL		ICCS	Rittig ら
			30×(年齢＋1)mL	—
—	帆足の基準	赤司の基準	ICCS	Rittig ら
夜間多尿	6〜9歳：≧200 mL 10歳以降：≧250 mL	≧0.9 mL/kg/時	≧EBC×1.3	≧20×(年齢＋9)mL
低膀胱容量	6〜9歳：＜200 mL 10歳以降：＜250 mL	＜5 mL/kg	≦EBC×0.65	—

ICCS：国際小児禁制学会，EBC：推定膀胱容量．

重，機能的最大膀胱容量（がまん尿量）のデータをもとに夜尿を病型別に分類する方法が提唱され，各病型に対して治療方針を決定する方法が勧められてきた（総論1参照）．

　一方，ICCS は，夜間尿量と膀胱容量によって NE を分類し，夜間多尿で膀胱容量正常の患者に対してはデスモプレシン，低膀胱容量の患者に対してはアラーム療法，夜間多尿と低膀胱容量の両方がある患者に対してはデスモプレシンとアラーム療法の併用療法を行う strategy A と，デスモプレシンとアラーム療法の長所と短所を患者と保護者に説明したうえで，患者側に決めさせる strategy B の二つのパターンの治療戦略を提示している[8,15]．

　これらの夜間尿量をもとにした治療戦略を論じる際に留意すべきことは，推定膀胱容量（expected bladder capacity：EBC）の定義が欧米（ICCS）とわが国で異なる点である．

1 膀胱容量

　EBC については，ICCS は「30×(年齢＋1)mL」（ただし，12歳以降は適切ではないと付記されている）とし，わが国では機能的膀胱容量として「25×(年齢＋2)mL」を用いている[28-32]．

2 夜間多尿

　夜間多尿については，ICCS は「EBC の130％ 以上」とし，わが国では「0.9 mL/kg/睡眠時間」または「6〜9歳で≧200 mL，10歳以降で≧250 mL」と定義している[28-32]．しかしながら，ICCS の中心メンバーである Rittig らは，夜間多尿の目安を「20×(年齢＋9)mL 以上」と別途定義している[33]．さらに Kamperis らは「ICCS の EBC 基準の100％ 以上」を夜間多尿の目安として提唱している[34]．

3 低膀胱容量

　低膀胱容量については，ICCS は「EBC の65％ 以下」とし，わが国では「5 mL/kg 未満」または「6〜9歳で＜200 mL，10歳以降で＜250 mL」としている[28-32]．

　このように各定義には乖離（表5）があるため，わが国の定義で分類された NE 患者には，ICCS の定義における正常夜間尿量の症例が多く含まれている．また，わが国の定義で正常膀胱容量と判断された患者においても，ICCS の定義における低膀胱容量の患者が多く含まれ

ている．夜間多尿や低膀胱容量を根拠とした治療戦略をグローバルスタンダードとするなら
ば，体格差や人種差を考慮したこれら定義の再検討が必要なのか，それとも同一定義での治
療戦略を確立していくのか議論を深める必要がある．

文献

1) 五十嵐幸絵，中村久乃，田中　篤，他．新潟県中越大震災後の子どもの心のケアに対する小児科医の役割に関する検討．小児科臨床．2009；62：321-328.

2) Eidlitz-Markus T, Shuper A, Amir J. Secondary enuresis：post-traumatic stress disorder in children after car accidents. Isr Med Assoc J 2000；2：135-137.

3) 山室和彦，太田豊作，末廣佑子，他．交通事故後に異なる PTSD 症状がみられた兄妹症例．臨床精神医学 2012；41：1319-1325.

4) 福地　成，前垣よし乃，氏家　武，他．交通事故を契機に発症した PTSD 女児例．トラウマティック・ストレス 2005；3：189-204.

5) Franco I. Overactive bladder in children. Nat Rev Urol 2016；13：520-532.

6) Farhat W, Bägli DJ, Capolicchio G, et al. The dysfunctional voiding scoring system：quantitative standardization of dysfunctional voiding symptoms in children. J Urol 2000；164(3 Pt 2)：1011-1015.

7) 今村正明，碓井智子，上仁数義，他．日本語版 DVSS（Dysfunctional Voiding Symptom Score）の公式認証：小児質問票における言語学的問題を中心に．日泌会誌 2014；105：112-121.

8) Nevéus T, Eggert P, Evans J, et al. Evaluation of and treatment for monosymptomatic enuresis：a standardization document from the International Children's Continence Society. J Urol 2010；183：441-447.

9) Robson WL. Clinical practice. Evaluation and management of enuresis. N Engl J Med 2009；360：1429-1436.

10) Paediatric Society of New Zealand. Best practice evidence based guideline. Nocturnal enuresis "Bedwetting" 2005. https://www.continence.org.nz/pdf/nocturnal_eneuresis.pdf（accessed on Jan 16, 2021）

11) Wagner C, Niemczyk J, von Gontard A. Toilet phobia and toilet refusal in children. Klin Padiatr 2017；229：27-31.

12) 中井秀郎，他．幼少児の昼間尿失禁の診療とケアの手引き．日小児泌会誌 2020；29：3-19.

13) Hyams JS, Di Lorenzo C, Spas M, et al. Functional disorders：children and adolescents. Gastroenterology 2016；150：1456-1468.

14) O'Donnell LJ, Virjee J, Heaton KW. Detection of pseudodiarrhoea by simple clinical assessment of intestinal transit rate. BMJ 1990；300：439-440.

15) Nevéus T, Fonseca E, Franco I, et al. Management and treatment of nocturnal enuresis：an updated standardization document from the International Children's Continence Society. J Pediatr Urol 2020；16：10-19.

16) Bogaert G, Stein R, Undre S, et al. Practical recommendations of the EAU-ESPU guidelines committee for monosymptomatic enuresis-bedwetting. Neurourol Urodyn 2020；39：489-497.

17) Traisman ES. Enuresis：evaluation and treatment. Pediatr Ann 2015；44：133-137.

18) Austin PF, Bauer SB, Bower W, et al. The standardization of terminology of lower urinary tract function in children and adolescents：update report from the Standardization Committee of the International Children's Continence Society. J Urol 2014；191：1863-1865.e13.

19) Nieuwhof-Leppink AJ, Hussong J, Chase J, et al. Definitions, indications and practice of urotherapy in children and adolescents：a standardization document of the International Children's Continence Society（ICCS）. J Pediatr Urol 2021；17：172-181.

20) 梶原　充，沖　真実，森山浩之，他．スライド/パワーポイントを使用した夜尿症についての病態説明，教育，インフォームドコンセント．夜尿症研究 2008；13：29-33.

21) Wennergren HM, Oberg BE, Sandstedt P. The importance of leg support for relaxation of the pelvic floor muscles：a surface electromyograph study in healthy girls. Scand J Urol 1991；25：205-213.

22) Furtado PS, Lordêlo P, Minas D, et al. The influence of positioning in urination：an electromyographic and uroflowmetric evaluation. J Pediatr Urol 2014；10：1070-1075.

23) Chase J, Austin P, Hoebeke P, et al. The management of dysfunctional voiding in children：a report from the Standardisation Committee of the International Children's Continence Society. J Urol 2010；183：1296-1302.

24) Hagstroem S, Rittig S, Kamperis K, et al. Timer watch assisted urotherapy in children：a randomized controlled trial. J Urol 2010；184：1482-1488.

25) Burgers RE, Mugie SM, Chase J, et al. Management of functional constipation in children with lower urinary tract symptoms：report from the Standardization Committee of the International Children's Continence Society. J Urol 2013；190：29-36.

26) Caldwell PH, Nankivell G, Sureshkumar P. Simple behavioural interventions for nocturnal enuresis in children. Cochrane Database Syst Rev 2013：CD003637.

27) van Londen A, van Londen-Barentsen MW, van Son MJ, et al. Arousal training for children suffering from nocturnal enuresis：a 2 1/2 year follow-up. Behav Res Ther 1993；31：613-615.

28) Koff SA. Estimating bladder capacity in children. Urology 1983；21：248.

29）Hamano S, Yamanishi T, Igarashi T, et al. Evaluation of functional bladder capacity in Japanese children. Int J Urol 1999；6：226–228.

30）Nevéus T, von Gontard A, Hoebeke P, et al. The standardization of terminology of lower urinary tract function in children and adolescents：report from the Standardisation Committee of the International Children's Continence Society. J Urol 2006；176：314–324.

31）金子一成．夜尿症．日本小児腎臓病学会編．小児腎臓病学．東京：診断と治療社．2012：375–380.

32）日本夜尿症学会編：夜尿症診療ガイドライン2016．東京：診断と治療社．2016.

33）Rittig S, Kamperis K, Siggaard C, et al. Age related nocturnal urine volume and maximum voided volume in healthy children：reappraisal of International Children's Continence Society definitions. J Urol 2010；183：1561–1567.

34）Kamperis K, Van Herzeele C, Rittig S, et al. Optimizing response to desmopressin in patients with monosymptomatic nocturnal enuresis. Pediatr Nephrol 2017；32：217–226.

生活指導や行動療法を行っても効果が乏しい単一症候性夜尿症（nocturnal enuresis：NE）に対しては積極的治療を提案する．単一症候性 NE の第一選択治療はデスモプレシン（1-deamino-8-D-arginine-vasopressin）とアラーム療法であり，両者の利点と欠点を患者や家族に説明し，排尿記録や治療意欲によっていずれかを選択する．また早期の改善を期待する場合，デスモプレシンに抵抗性が予測される場合や反応がない場合には両者の併用を検討してもよい．三環系抗うつ薬は，重篤な心毒性の懸念から，単一症候性 NE の第一選択治療ではなく，デスモプレシンとアラーム療法に抵抗例に対してのみ提案するべきである．

なお，NE に対する漢方を用いた治療については総論 6 を参照されたい．

I. デスモプレシン

❶ デスモプレシンの歴史と作用機序

抗利尿ホルモンであるバソプレシンは，視床下部で合成され，脳下垂体後葉の神経終末に貯蔵されている 9 個のアミノ酸残基からなるペプチドホルモンである．血漿浸透圧の上昇や血液量の減少によりバソプレシンは分泌される．7 回膜貫通型受容体（G たんぱく共役受容体）に属する V1a，Va1b，V2 の 3 種類の受容体が確認されている．V1a 受容体は心筋，血管平滑筋，大腸平滑筋などに分布し，血圧上昇作用，腸管蠕動運動促進作用を起こす．V1b 受容体は下垂体前葉に存在し，副腎皮質刺激ホルモン放出ホルモンによる副腎皮質刺激ホルモン分泌を増強する．V2 受容体は腎臓の集合管に高レベルで存在し，集合管に存在するアクアポリン 2 を管腔側に移行させることにより水の再吸収を促進させる作用を有する．

デスモプレシンンはバソプレシンの誘導体で，1967 年に Zaoral らにより合成され[1]，スウェーデンのフェリング AB 社でバソプレシン V2 受容体に選択性に結合する中枢性尿崩症（central diabetes insipidus）の治療薬として開発された[2-4]．デスモプレシンはバソプレシンの 1 位のアミノ酸を脱アミノ化し，さらに 8 位の L-アルギニンを D-アルギニンに置換した合成ペプチドである[3]（図 1）[5]．デスモプレシンは腎集合管に多く発現する V2 受容体に高い親和性を有するため，V1 受容体を介した血圧上昇作用はほとんどもたない．1977 年に Dimson により初めて小児の NE 患者に投与して効果があることが報告された[6]．その後，各国から多くの一次性 NE 患者に対する有効性と安全性に関する報告がされ，エビデンスが蓄積されている[7-13]．わが国においても，塩酸イミプラミンを対照薬とした二重盲検群間比較試験[14]やプラセボを対照とした二重盲検群間比較試験[15]によりその有効性が報告されている．わが国における臨床試験[14,15]では 2003 年より保険適用となった点鼻スプレー製剤が使用されている

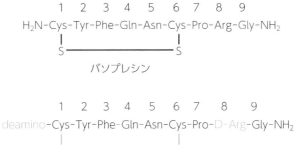

図1 バソプレシン（上）とデスモプレシン（下）の構造
抗利尿ホルモンであるバソプレシンの1位のアミノ酸を脱アミノ化し，8位のL-アルギニンをD-アルギニンに置換した合成ペプチドがデスモプレシンである．
（Zaoral, et al. Collect Czech Chem Commun 1967：32：1242-1249）

が，効能効果承認後の使用成績調査でも有効性と安全性について確認されている[16]．その後，2012年より経口薬（わが国においては口腔内崩壊錠）が保険適用となり，販売開始となった．経口薬も点鼻スプレー製剤と同様に国内外の臨床試験で安全性と有効性が確認されている[7-12,17-20]．

2 デスモプレシンの剤形

　現在，わが国において処方可能なデスモプレシンはスプレー製剤と口腔内崩壊錠である．デスモプレシンの適応疾患は「中枢性尿崩症」と「尿浸透圧あるいは尿比重低下に伴う夜尿症」となっている．ただし，スプレー製剤，口腔内崩壊錠ともにNEに対して適応がない剤形があるので注意が必要である．たとえば，スプレー製剤2.5 μgと口腔内崩壊錠25 μg，50 μg，60 μgはNEに対しては適応がない（表1）[5]．

3 デスモプレシンの内服の実際

　デスモプレシンを処方する際には，副作用である水中毒発現の危険性が低い，口腔内崩壊錠（ミニリンメルト®）を使用する．まずデスモプレシン120 μgから服薬を開始し，できるだけ早期に治療効果判定を行い，240 μgに増量か120 μg同量継続かを判断する．国際小児禁制学会（International Children's Continence Society：ICCS）の診療指針では，その判断を1〜2週間で行うと記載されている[21]．また，デスモプレシンを240 μgに増量したあとも治療無効の場合には速やかに服薬を終了し，他の治療法に変更する．治療が有効であった患者におけるデスモプレシンの減量方法については，段階的に減量したほうがデスモプレシン服薬終了後の再発率は低くなるとする報告が多い[22-24]．Ohtomoら[23]は，デスモプレシンの減量方法を「240 μg/連日→120 μg/連日→120 μg/隔日→中止」とした短期減量群よりも，「240 μg/連日→120 μg/連日→60 μg/連日→60 μg/隔日→中止」とした長期減量群のほうが，再発率が統計学的に有意に低かった（再発率は短期減量群で56%，長期減量群で17%，$p = 0.026$）と報告している．

　なお，すでに述べたように，デスモプレシン60 μgはわが国ではNEに対しての適応はない．

表1 現在わが国で使用可能なデスモプレシン製剤の剤形と適応症

投与経路	商品名	適応症	
		中枢性尿崩症	夜尿症*
経鼻	デスモプレシン点鼻薬 0.01% 協和	○	×
	デスモプレシンスプレー 2.5 協和	○	×
	デスモプレシンスプレー 10 協和 デスモプレシン点鼻スプレー 0.01%「ILS」	×	○
経口	ミニリンメルト® OD 錠 25 μg †	×	×
	ミニリンメルト® OD 錠 50 μg †	×	×
	ミニリンメルト® OD 錠 60 μg	○	×
	ミニリンメルト® OD 錠 120 μg	○	○
	ミニリンメルト® OD 錠 240 μg	○	○

*：尿浸透圧あるいは尿比重の低下に伴う夜尿症.
†：「男性における夜間多尿による夜間頻尿」にのみ適応.
（西﨑直人. 小児科診療 2017；80：949-953 より改変）

4 デスモプレシンの副作用

　小児の NE 患者に対するデスモプレシン投与後の重篤な副作用は水中毒およびそれによる低ナトリウム血症である[25]. 重症の低ナトリウム血症では脳浮腫によるけいれんや昏睡，死亡も起こりうるため，デスモプレシンの服薬にあたっては厳重な水分摂取管理が必要であることを患者や保護者に説明する必要がある. そのため，水分摂取の自己管理が困難な小学校入学前の患者や NE と発達症を併存する患者などでは慎重に投与する. また，夕方から夜間にかけての塾やスポーツといった習い事で夜間の飲食の制限が困難な患者でも使用することは難しく，他の治療法を考慮する.

　患者や保護者に対しては，デスモプレシンの処方時に，夜間に過剰な飲水をしたときはデスモプレシンの服薬をしないこと，発熱や胃腸炎など急性疾患を合併したときは水分補給を優先してデスモプレシンを服薬しないこと，倦怠感，頭痛，悪心・嘔吐などの水中毒を疑う症状が現れたときは服薬を中止として担当医に連絡をすること，他院や他科を受診する際にはデスモプレシンを服薬していることを医師に報告することなどを説明する必要がある.

　デスモプレシンについては CQ6 も参照されたい.

5 抗コリン薬の使用について

　単一症候性 NE に対して抗コリン薬による単独治療は推奨されない. しかしながら，デスモプレシンとの併用療法はデスモプレシン単独治療より夜尿頻度が減少する可能性があり，欧米では第二選択の薬剤として，デスモプレシンと併用で使用されている（抗コリン薬については，総論 5 と CQ7 参照）.

II. アラーム療法

1 アラーム療法の歴史と作用機序

アラーム療法の歴史は古く，1938年のMowrerら[26]の報告が最初である．当初は体の下に電極パッドを敷き，夜尿をするとベッドサイドのベルが鳴るという仕組みであった．その後アラーム療法が夜尿に対して有効である報告は蓄積され，ICCSではデスモプレシンと並び治療の第一選択と位置づけられている[21]．またアラーム機器も進化を続け，センサー部は小型化され，近年ではセンサー部分とアラーム部分が別々になった無線式アラーム機器も開発されている．アラーム療法は，患者が排尿するとバイブレーションまたはアラーム音が鳴り，患者に強い覚醒刺激を与えるものである．作用機序については不明な点が残されており，なぜ夜尿が治るのかいまだ完全には解明されていないが，①夜間の尿産出量の減少[27]，②尿道括約筋の反射的収縮による排尿抑制[28]，③睡眠中の機能的膀胱容量の増大[29-31]などがあげられている．実際，アラーム療法で治癒した多くの患者において睡眠中の尿保持力が増大し，尿意覚醒をせずに朝までもつようになる．

2 アラーム療法の機器の種類

現在わが国で使用されているアラーム療法の機器は大きく分けて，無線式と有線式（図2）の2種類に分類される．治療効果に関して有意差はないとされる[32,33]が，それぞれに長所と短所がある（表2）．

2021年現在，アラーム療法はわが国では保険診療として認められていないため，コスト面を含め，それぞれの長所と短所を説明し，患者や保護者に選択してもらう．

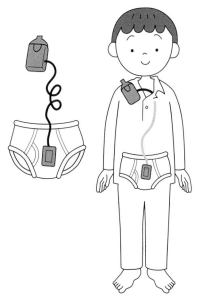

図2 アラーム機器（有線式）の装着模式図

③ アラーム療法の適応

　アラーム療法は，週に3回以上夜尿がみられる頻回のNE患者で，かつ，本人と保護者のモチベーションが高い場合に効果が高い．そのため，表3に示すケースに当てはまる場合はアラーム療法以外の治療を考慮する[21,34]．

④ アラーム療法の使用方法の実際

　アラーム療法開始時は，患者がアラーム音またはバイブレーションで起きられないことが多いため，保護者はアラーム音が鳴ったらすぐに患者を起こせるように，同室もしくはすぐ隣の部屋などに寝ることが望ましい．そのうえで，以下の①～⑤の手順に従ってアラーム療法を開始する．

　①患者は就寝前にパンツにセンサーを取り付ける，またはセンサー付きパッドを履き，本体の電源を入れて寝床に入る．

　②夜尿と同時にアラーム音が鳴り患者が起きる，または起きないときには保護者が患者を起こしトイレに誘導し排尿を促す[21,34]．

　③一度アラーム音が鳴ったあとは，アラーム機器を外して朝まで眠る[31]．

　④アラーム療法開始後は休むことなく連日使用する[21]．

　⑤アラーム療法開始1～3週間後に，技術的な問題点を解決したり励ましを行うために，外来受診または電話でフォローを行うことが望ましい[21,35]．

表2　アラーム機器の種類

種類	長所	短所
有線式	・おむつやパンツの種類を選ばない．	・コードが絡まりやすく寝相に左右される． ・感度が悪い． ・装着感が悪い．
無線式	・感度がよく装着感がよい． ・寝相が悪くても外れにくい． ・本体の置く場所を選ばない．	・専用のおむつを利用しなくてはいけない． ・コストが高い．

表3　アラーム療法が適さないケース

・夜尿の回数が週に1～2回より少ない場合[34]

・保護者がNE治療の負担に対処することが精神的に困難な場合[34]

・保護者がNE患者に対して怒りを示したり，消極的であったり，患者を責める場合[34]

・患者と保護者にアラーム療法を行う意欲が低い場合[21]

・一晩に複数回の夜尿を認める場合[21]

[Nevéus T, et al. J Pediatr Urol 2020；16：10-19/National Institute for Health and Care Excellence（NICE）. Nocturnal enuresis：The management of bedwetting in children and young people. National Clinical Guideline Centre. 2010]

しかし②に関しては，トイレへの誘導は行わなくても効果が変わらないとの報告[36]や，覚醒そのものを促さなくても覚醒排尿と同様の効果が認められたとの報告[37]もある．

⑤ アラーム療法の継続期間

夜間尿量の減少や夜尿をしない日が出てくるなどアラーム療法により夜尿の改善が認められた場合は，最低 14 日間連続で夜尿が消失するまでアラーム療法を続ける必要がある[21,34]．これには 5～24 週間，おおむね 12～16 週間を要する[38]．河内ら[39]は少なくとも 3 か月間としている．1.5～3 か月間アラーム療法を継続しても改善の兆しがみられない場合は，いったんアラーム療法を中止して別の治療法を考慮する[21,40]．また，一度アラーム療法を試して改善がなかった患者でも，他の治療法で改善がなかった場合は再度試してみるべきである[21]．アラーム療法を開始して夜尿が改善した際には，中止する前に水分摂取量を増やす「オーバーラーニング」を行うことで再発率を減少させることができる[21,41]．

⑥ アラーム療法の問題点

装着の違和感，他の家族の反対，覚醒できないなどの理由により，約 30% の NE 患者はアラーム療法から脱落（ドロップアウト）してしまう[42-44]．

アラーム療法については CQ9 も参照されたい．

III. デスモプレシンとアラーム療法のどちらを第一選択治療とするのか？

2020 年に改訂された ICCS の診療指針では，二つの治療戦略（strategy A，B）が示されている[21]．すなわち strategy A では，夜間多尿があり膀胱容量（日中）が正常ならばデスモプレシン，夜間尿量が正常で低膀胱容量があればアラーム療法，夜間多尿と低膀胱容量があればデスモプレシンとアラーム療法の併用療法を提案している．また strategy B として，デスモプレシンとアラーム療法の利点と欠点（デスモプレシンの利点：即効性がある，保険診療である，欠点：水中毒等の副作用の懸念がある，アラーム療法の利点：有効例では再発が少ない，欠点：自費診療である，家族の協力が必要である）を説明して，家族に選択してもらうオプションも提案している．アラーム療法は，デスモプレシンとは異なり有効性の作用機序が不明であり，単一症候性 NE に対する予測因子が明らかではない[45]．したがって，まずはデスモプレシンの有効性を予測するために，夜間尿量と膀胱容量を計測することが重要と思われる．

① 夜間多尿とデスモプレシン有効性

Marzuillo ら[46]は，単一症候性 NE 患者 104 名において，三つの夜間多尿の定義［定義①：推定膀胱容量（expected bladder capacity：EBC）の 130% 以上，定義②：EBC の 100% 以上，定義③：（年齢＋9）×20 mL 以上］を用いて，それぞれデスモプレシンの有効性を予測しうるかを検討している．治療前 5 日間の夜間尿量が，定義①なら 4 日以上，定義③なら 5 日すべて夜間多尿の基準を満たした群では，デスモプレシンの有効率が有意に高かった．一方，どの定義を用いても，夜間多尿が 5 日間のうち 1 日以上では，デスモプレシンの有効性を予測できなかった．また，夜間多尿の代用とされる早朝尿の低浸透圧や低比重は，デスモプレシン

有効性の予測因子にならなかったとの報告もわが国から出されており，いずれも短期日数(1日のみ，2日以上)の検討であった[47,48].

　したがって，デスモプレシンの適応は，夜間尿量を数日以上記録したうえで，高頻度に夜間多尿の定義を満たす群と思われる．しかしながら，日本人において，どの夜間多尿の定義を用いるのが妥当であるかは不明である．

② 低膀胱容量とデスモプレシン抵抗性

　Radvanska ら[49]は，単一症候性 NE 患者 60 名において，早朝尿を含む日中の最大排尿量(maximum voided volume：MVV)が EBC の 90% 以上であれば全例でデスモプレシンが有効であったと報告している．一方，Tauris ら[50]は，単一症候性 NE 患者 238 名において，早朝尿を含む日中の MVV が EBC の 65% 未満(ICCS が定義する低膀胱容量)の群におけるデスモプレシンの有効率は 10.9% で，膀胱容量正常の群より有意に低いことを報告した．デスモプレシンによって，夜間尿量が膀胱容量未満に減少すれば，理論上は夜尿をきたさないはずであるが，近年，夜間の膀胱容量を日中の MVV で代用することの妥当性が疑問視されるようになっている．Tauris ら[51]は，単一症候性 NE 患者 114 名において，デスモプレシン投与後，夜間尿量が日中の MVV を下回っているにもかかわらず夜尿が消失しない患者の存在を報告し，その説明として，夜間の膀胱容量が日中の MVV より小さかった可能性を推測している．さらに Borg ら[52]は，日中の MVV が正常(EBC の 65% 以上)の単一症候性 NE 患者 103 名のうち，84 名(82%)において 2 週間の夜間排尿記録のうち少なくとも 1 日は日中の MVV 以下の夜間尿量でも夜尿をきたした(夜間のみ低膀胱容量)と報告した．この「夜間のみ低膀胱容量」の頻度が 40% 以上の群では，デスモプレシンの有効率はわずか 11% であった．また Yeung ら[53]の報告でも，デスモプレシンなど治療抵抗性の単一症候性 NE 患者 95 名のうち，33 名(35%)で「夜間のみ低膀胱容量」を認めていた．

　以上より，日中の MVV は正常でも夜間の低膀胱容量の群はデスモプレシン抵抗性が予測されるため，アラーム療法を選択すべきと思われる．しかしながら，前述の夜間多尿と同様に，日本人において ICCS の低膀胱容量の定義を用いるのが妥当であるかは不明である．

③ 夜間多尿かつ膀胱容量正常の単一症候性夜尿症の割合

　ICCS が推奨するように，夜間多尿かつ膀胱容量が正常な単一症候性 NE に対するデスモプレシンの有効率は高いことが予測されるが，近年，その割合は低いことも報告されている．Herzeele ら[54]は，カナダや欧州諸国の単一症候性 NE 患者 744 名において，夜間多尿かつ膀胱容量正常の群は，夜間多尿はなく低膀胱容量の群と比較して，デスモプレシンの有効率は約 5 倍高いと報告した．しかし，夜間多尿かつ膀胱容量正常の群の割合は単一症候性 NE 患者全体の 3.16% と極めて低く，むしろ夜間多尿はなく低膀胱容量の群が 80% 以上を占めていた．

　したがって，単一症候性 NE の多くはデスモプレシン治療のみでは不十分であることが予測されるため，効果が乏しい場合には早期からアラーム療法に切り替え，もしくは併用を検討してもよいと思われる．一方，日本人では，コンセンサスの得られた夜間多尿や低膀胱容量の定義はなく，夜間多尿かつ膀胱容量正常の単一症候性 NE の割合は不明である．今後，日本人も ICCS の定義する夜間多尿や低膀胱容量がデスモプレシンの予測因子になりうるのか，

もしくは欧米人との体格差を考慮した独自の定義が必要であるのかを議論する必要がある.

IV. 三環系抗うつ薬

❶ 三環系抗うつ薬の作用機序

三環系抗うつ薬(tricyclic antidepressant)は三つの環状構造に側鎖が付いたもので,側鎖の末端に一つのメチル基が付く第2級アミンと,側鎖の末端に二つのメチル基が付く第3級アミンの2群に分類される[55].三環系抗うつ薬は,セロトニンとノルアドレナリンの取り込みを抑制することによって,シナプス間隙の神経伝達物質の濃度を高めて効能を発揮している[55].第3級アミンの代表的な薬剤は,アミトリプチリン(トリプタノール®),クロミプラミン(アナフラニール®),イミプラミン(トフラニール®),トリミプラミン(スルモンチール®),ドキセピンであり,ノルアドレナリンと比べてセロトニンの取り込み阻害作用が優位である[56].第2級アミンの代表的な薬剤は,ノルトリプチリン(ノリトレン®),プロトリプチリン,デシプラミンであり,おもにノルアドレナリンの取り込み阻害作用がある.ノルトリプチリンはアミトリプチリンの,デシプラミンはイミプラミンの活性型代謝物である[56].三環系抗うつ薬が NE の治療に有効である薬理学的機序は現時点では完全には明らかになっていないが,以下の点が推察されている.

①薬剤の主作用である抗うつ効果[57]
②抗コリン作用[57]
③睡眠と覚醒の調節(レム睡眠の抑制)[58,59]
④ノルアドレナリン系の神経伝達物質の取り込み阻害[60,61]
⑤抗利尿ホルモンの分泌刺激作用[62]

❷ 三環系抗うつ薬の使用の実際

わが国と海外の添付文書の記載を表4に示す.日本夜尿症学会では,2004年と2016年のガイドラインにおいて,以下に示す用法・用量を提示している[63,64].

①各薬剤の初回投与量は 10 mg である.
②夕食後あるいは就寝前の投与で開始する.就寝前投与の場合は少量(50 mL 程度)の水での服用を指導する.
③副作用がみられた場合は直ちに内服を中止する.
④1 週間後に効果がみられなければ,体重 25 kg 未満の場合は 20 mg,25 kg 以上の場合は 25〜30 mg へ増量する.

欧米の総説では,イミプラミンについて,5〜7 歳の小児では 25 mg,それ以上の年長児では 50 mg で治療を行うとされており,6〜12 歳では 50 mg,13 歳以上では 75 mg を超える量を投与すべきではないとされている[40].また,以下のような記載がある[40].

①3 か月の時点で効果がみられなければ漸減し中止する.
②効果がみられれば,それが維持できる最少量まで漸減を行う.
③耐性を生じるリスク軽減のため,3 か月ごとに少なくとも 2 週間は一時休薬を行う.

表4 三環系抗うつ薬の適応症と薬用量（製薬企業の添付文書等）

薬品名	商品名	添付文書上の用法・用量（日本）				添付文書上の用法・用量（海外）	
		うつ病等		夜尿症等		夜尿症等	
		トフラニール錠10mg	トフラニール錠25mg	トフラニール錠10mg	トフラニール錠25mg	米国[66]	英国[67]
イミプラミン	トフラニール[65]	成人・初期量30～70mg/日、分割投与・200mg/日へ漸増・最大300mg/日	成人・初期量25～75mg/日、分割投与・200mg/日へ漸増・最大300mg/日	学童・30～50mg/日、分1か2	幼児(4歳以上が望ましい)・25mg/日、分1 学童・25～50mg/日、分1か2	6歳以上・初期用量25mg/日、就寝1時間前・1週間以内に効果が得られない場合 12歳未満・50mg/日 12歳以上・75mg/日	6～7歳(体重20～25kg)・25mg/日・3か月以上の投与は不可・減量は段階的に行う 8～11歳(体重25～35kg)・25～50mg/日 12歳以上(体重35～54kg)・50～75mg/日
	イミドール[66,67]	イミドール錠 成人・初期量25～75mg/日・200mg/日へ漸増・最大300mg/日		イミドール錠10mg 幼児(4歳以上が望ましい)・30mg/日、分1 学童・30～50mg/日、分1か2	イミドール錠25mg 幼児(4歳以上が望ましい)・25mg/日、分1 学童・25～50mg/日、分2		
アミトリプチリン	トリプタノール[68]	成人・初期量30～75mg/日、分割投与・150mg/日へ漸増・最大300mg/日		・10～30mg/日・就寝前		米国では、小児では慢性疼痛、うつ病、偏頭痛の予防のみ適応[69]	
クロミプラミン	アナフラニール[70]	成人・50～100mg/日、分割投与(1～3回)・最大225mg/日		6歳未満(4歳以上が望ましい)・10～25mg/日、分1か2 6歳以上・20～50mg/日、分1か2		米国では、小児では強迫性障害のみ適応[71]	

　　三環系抗うつ薬は重要な治療のオプションであり，三環系抗うつ薬自体に抗コリン作用があることから，（オキシブチニンよりも）新しい世代の抗コリン薬との併用でよりよい効果が得られることが期待されている[72]．近年，イミプラミンの代わりに選択的ノルアドレナリン再取り込み阻害薬であるレボキセチンの NE における有用性が報告された[73]．本剤は欧州でうつ病治療に用いられているが，米国やわが国では発売されていない．

③ 三環系抗うつ薬の副作用

　　三環系抗うつ薬の副作用は比較的まれであり，おもに抗コリン作用によるものが約5% みられる．体位性低血圧，口渇・口内乾燥，便秘，発汗，頻脈，嘔気，倦怠感，不眠などであり[74]，これらは投薬中止により改善する[34]．三環系抗うつ薬による最も深刻な副作用は，特に過量投与時の心臓障害（刺激伝導障害と心筋機能障害）であり[38]，過量投与による死亡例もある[61,75]．したがって，三環系抗うつ薬の開始に際して，患者に動悸や失神など心疾患を疑わせる既往はないか，不整脈や突然死などの家族歴はないかの詳細な問診を行い，気になる所見があれば心電図検査で QT 延長がないことを確認しておく[76]．

　　安全性と副作用の点から，本剤は NE 治療において第三選択の位置づけにある[21,34,77]．三環系抗うつ薬については CQ8 も参照されたい．

文献

1）Zaoral M. Vasopressin analogs with high and specific antidiuretic activity. Int J Pept Protein Res 1985；25：561-574.

2）Andersson KE, Arner B. Effects of DDAVP：a synthetic analogue of vasopressin, in patients with cranial diabetes insipidus. Acta Med Scand 1972；192：21-27.

3）Sawyer WH, Acosta M, Manning M. Structural changes in the arginine vasopressin molecule that prolong its antidiuretic action. Endocrinology 1974；95：140-149.

4）Wiśniewski K, Qi S, Kraus J, et al. Discovery of potent, selective, and short-acting peptidic V2 receptor agonists. J Med Chem 2019；62：4991-5005.

5）Zaoral M, Kolc J, Šorm F. Amino acids and peptides. LXX. Synthesis of D-Arg8. and D-Lys8-vasopressin. Collect Czech Chem Commun 1967；32：1242-1249.

6）Dimson SB. Desmopressin as a treatment for enuresis. Lancet 1977；1：1260.

7）Glazener CM, Evans JH. Desmopressin for nocturnal enuresis in children. Cochrane Database Syst Rev 2002；CD002112.

8）Ghasemi K, Esteghamati M, Mohammadzadeh M, et al：Desmopressin versus oxybutynin for nocturnal enuresis in children in bandar abbas：a randomized clinical trial. Electron Physician 2016；8：2187-2193.

9）Taş N, Kandur Y, Fidan K, et al.：The effect of antidiuretic hormone on urine and serum electrolyte levels in children with primary monosymptomatic nocturnal enuresis. Turk J Med Sci 2017；47：1328-1332.

10）Ferrara P, Del Vescovo E, Ianniello F, et al. Desmopressin 120 mcg, 180 mcg, 240 mcg：the right treatment for the right patient. Arch Ital Urol Androl 2018；90：127-129.

11）Ferrara P, Franceschini G, Mercurio S, et al. The adverse effects of oral desmopressin lyophilisate（MELT）：personal experience on enuretic children. Turk J Urol 2018；44：51-55.

12）Tai TT, Tai BT, Chang YJ, et al. Experience of medical treatment with desmopressin and imipramine in children with severe primary nocturnal enuresis in taiwan. Res Rep Urol 2019；11：283-289.

13）Radojicic Z, Milivojevic S, Lazovic JM, et al. Therapeutic effects of desmopressin in primary monosymptomatic noctural enuresis treatment depending on patients'age. J Pediatr Urol, 2020；16：646.e1-646.e7.

14）帆足英一，日比逸郎，前川喜平，他．夜尿症に対する酢酸デスモプレシン（KW-8008）の臨床評価：塩酸イミプラミンを対照薬とした二重盲検群間比較試験．基礎と臨床 1995；29：4219-4257.

15）帆足英一，赤司俊二，相川　務，他．酢酸デスモプレシン（KW-8008）の「夜間尿浸透圧低下型」夜尿症に対する臨床評価：プラセボを対照薬とした二重盲検比較試験．小児科臨床 2003；56：965-982.

16）中目暢彦，北山慎二．夜尿症に対するデスモプレシン・スプレー 10 協和の使用成績調査．夜尿症研究 2010；15：13-18.

17）Lottmann H, Froeling F, Alloussi S, et al. A randomised comparison of oral desmopressin lyophilisate（MELT）and tablet formulations in children and adolescents with primary nocturnal enuresis. Int J Clin Pract 2007；61：1454-1460.

18) 横谷　進, Norgaard JP. 夜間尿浸透圧低下型夜尿症に対するデスモプレシン口腔内崩壊錠の有効性と安全性：臨床第III相試験. Progress in Medicine 2013；33：2445-2454.

19) Cakiroglu B, Arda E, Tas T, et al. Alarm therapy and desmopressin in the treatment of patients with nocturnal enuresis. Afr J Paediatr Surg 2018；15：131-134.

20) Ferrara P, Amodeo ME, Sbordone A, et al. The impact of motivational therapy in the management of enuretic children. Turk J Urol 2018；44：346-350.

21) Nevéus T, Fonseca E, Franco I, et al. Management and treatment of nocturnal enuresis-an updated standardization document from the International Children's Continence Society. J Pediatr Urol 2020；16：10-19.

22) Gökçe Mİ, Hajıyev P, Süer E, et al. Does structured withdrawal of desmopressin improve relapse rates in patients with monosymptomatic enuresis? J Urol 2014；192：530-534.

23) Ohtomo Y, Umino D, Takada M, et al. Gradual tapering of desmopressin leads to better outcome in nocturnal enuresis. Pediatr Int 2015；57：656-658.

24) Dalrymple RA, Wacogne ID. Gradual withdrawal of desmopressin in patients with enuresis leads to fewer relapses than an abrupt withdrawal. Arch Dis Child Educ Pract Ed 2017；102：335.

25) Lucchini B, Simonetti GD, Ceschi A, et al. Severe signs of hyponatremia secondary to desmopressin treatment for enuresis：a systematic review. J Pediatr Urol 2013；9：1049-1053.

26) Mowrer OH, Mowrer WM. Enuresis-a method for its study and treatment. Am J Ortho 1938；8：436-459.

27) Butler RJ, Holland P, Gasson S, et al. Exploring potential mechanisms in alarm treatment for primary nocturnal enuresis. Scand J Urol Nephrol 2007；41：407-413.

28) Lovibond SH. The mechanism of conditioning treatment of enuresis. Behav Res Ther 1963；1：17-21.

29) Oredsson AF, Jørgensen TM. Changes in nocturnal bladder capacity during treatment with the bell and pad for monosymptomatic nocturnal enuresis. J Urol 1998；160：166-169.

30) Hvistendahl GM, Kamperis K, Rawashdeh YF, et al. The effect of alarm treatment on the functional bladder capacity in children with monosymptomatic nocturnal enuresis. J Urol 2004；171：2611-2614.

31) 河内明宏, 内藤泰行, 平原直樹, 他. 夜尿アラーム療法. 夜尿症研究 2009；14：65-69.

32) 福井真二, 三馬省二, 青木勝也, 他. 夜尿症に対するアラーム療法：コードレスアラーム療法と有線アラーム療法の治療成績比較. 夜尿症研究 2015；20：11-15.

33) 伊藤尚弘, 山下純英, 羽田敦子, 他. 当院における夜尿症に対する2機種のアラーム療法の治療成績の比較. 夜尿症研究 2016；21：29-33.

34) National Institute for Health and Care Excellence (NICE). Nocturnal enuresis：The management of bedwetting in children and young people. National Clinical Guideline Centre. 2010.
http://www.nice.org.uk/guidance/cg111/evidence/full-guideline-136241965 (accessed on Nov 30, 2020)

35) 羽田敦子, 山本景子, 中村由恵. アラーム療法中途脱落回避のための電話相談の効果について. 夜尿症研究 2011；16：67-71.

36) 望月貴博, 福島幸裕, 岩間正文, 他. 夜尿アラーム療法のトイレ誘導による治療効果：使用後アンケート調査より. 夜尿症研究 2016；21：35-40.

37) Tsuji S, Suruda C, Kimata T, et al. The effect of family assistance to wake children with monosymptomatic enuresis in alarm therapy：a pilot study. J Urol 2018；199：1056-1060.

38) Rushton HG. Nocturnal enuresis：epidemiology, evaluation, and currently available treatment options. J Pediatr 1989；114：691-696.

39) 河内明宏, 内藤泰行, 三木恒治. 夜尿症診断・治療プロトコール：夜尿アラームと三環系抗うつ薬. 夜尿症研究 2003；8：17-20.

40) Tu ND, Baskin LS. Nocturnal enuresis in children：management. UpToDate.
https://www.uptodate.com/contents/nocturnal-enuresis-in-children-management (accessed on Nov 30, 2020)

41) Robertson B, Yap K, Schuster S. Effectiveness of an alarm intervention with overlearning for primary nocturnal enuresis. J Pediatr Urol 2014；10：241-245.

42) Berg I, Forsythe I, McGuire R. Response of bedwetting to the enuresis alarm：Influence of psychiatric disturbance and maximum functional bladder capacity. Arch Dis Child 1982；57：394-396.

43) Hanks JW, Venters WJ. Nickel allergy from a bed-wetting alarm confused with herpes genitalis and child abuse. Pediatrics 1992；90：458-460.

44) Schmitt BD. Nocturnal enuresis. Pediatr Rev 1997；18：183-190；quiz 191.

45) Kawauchi A, Naitoh Y, Yoneda K, et al. Refractory enuresis related to alarm therapy. J Pediatr Urol 2006；2：579-582.

46) Marzuillo P, Marotta R, Guarino S, et al. 'Frequently recurring' nocturnal polyuria is predictive of response to desmopressin in monosymptomatic nocturnal enuresis in childhood. J Pediatr Urol 2019；15：166 e161-166 e167.

47) Akagawa S, Tsuji S, Akagawa Y, et al. Desmopressin response in nocturnal enuresis showing concentrated urine. Pediatr Int 2020；62：701-704.

48) Nishizaki N, Hirano D, Shimizu T. Is urinary concentration important in desmopressin treatment for enuresis? Pediatr Int 2020；62：1309-1310.

49）Radvanska E, Kovács L, Rittig S. The role of bladder capacity in antidiuretic and anticholinergic treatment for nocturnal enuresis. J Urol 2006；176：764-768；discussion 768-769.

50）Tauris LH, Kamperis K, Hagstroem S, et al. Tailoring treatment of monosymptomatic nocturnal enuresis：the role of maximum voided capacity. J Urol 2012；187：664-669.

51）Tauris LH, Andersen RF, Kamperis K, et al. Reduced anti-diuretic response to desmopressin during wet nights in patients with monosymptomatic nocturnal enuresis. J Pediatr Urol 2012；8：285-290.

52）Borg B, Kamperis K, Olsen LH, et al. Evidence of reduced bladder capacity during nighttime in children with monosymptomatic nocturnal enuresis. J Pediatr Urol 14：160 e161-160 e166, 2018

53）Yeung CK, Sit FK, To LK, et al：Reduction in nocturnal functional bladder capacity is a common factor in the pathogenesis of refractory nocturnal enuresis. BJU Int 2002；90：302-307.

54）Van Herzeele C, Evans J, Eggert P, et al. Predictive parameters of response to desmopressin in primary nocturnal enuresis. J Pediatr Urol 2015；11：200 e201-208.

55）Nelson JC. Tricyclic and tetracyclic drugs. In：Schatzberg AF, Nemeroff CB（eds）. The American Psychiatric Association Publishing Textbook of Psychopharmacology. 5th ed. Arlington：American Psychiatric Association Publishing. 2017：305-333.

56）Hirsh M, Birnbaum RJ. Tricyclic and tetracyclic drugs：pharmacology, administration, and side effects. UpToDate.
https://www.uptodate.com/contents/tricyclic-and-tetracyclic-drugs-pharmacology-administration-and-side-effects（accessed on Oct 25, 2020）

57）Haegglund TB, Parkkulainen KV. Enuretic children treated with imipramine（tofranil）：a cystometric study. Ann Paediatr Fenn 1965；11：53-59.

58）Khazan N, Sulman FG. Effect of imipramine on paradoxical sleep in animals with reference to dreaming and enuresis. Psychopharmacologia 1966；10：89-95.

59）McCarthy A, Wafford K, Shanks E, et al. REM sleep homeostasis in the absence of REM sleep：effects of antidepressants. Neuropharmacology 2016；108：415-425.

60）Fernández de Gatta MM, Galindo P, Rey F, et al. The influence of clinical and pharmacological factors on enuresis treatment with imipramine. Br J Clin Pharmacol 1990；30：693-698.

61）Swanson JR, Jones GR, Krasselt W, et al. Death of two subjects due to imipramine and desipramine metabolite accumulation during chronic therapy：a review of the literature and possible mechanisms. J Forensic Sci 1997；42：335-339.

62）Puri VN. Increased urinary antidiuretic hormone excretion by imipramine. Exp Clin Endocrinol 1986；88：112-114.

63）河内明宏，津ヶ谷正行，相川 務，他. 日本夜尿症学会 夜尿症診療のガイドライン. 夜尿症研究 2005；10：5-13.

64）日本夜尿症学会編. 夜尿症診療ガイドライン 2016. 東京：診断と治療社. 2016：83-87.

65）イミプラミン塩酸塩錠（トフラニール®錠 10 mg, トフラニール®錠 25 mg）添付文書. 第 6 版（2019 年 9 月）アルフレッサファーマ（株）.
https://pins.japic.or.jp/pdf/newPINS/00001871.pdf（accessed on Oct 25, 2020）

66）イミプラミン塩酸塩錠（トフラニール®錠 10 mg, トフラニール®錠 25 mg）インタビューフォーム. 第 5 版（2019 年 9 月）アルフレッサファーマ（株）.
http://image.packageinsert.jp/pdf.php?mode=1&yjcode=1174006F1078（accessed on Oct 25, 2020）

67）イミプラミン塩酸塩錠（イミドール®糖衣錠 10 mg, イミドール®糖衣錠 25 mg）インタビューフォーム. 第 9 版（2018 年 11 月）田辺三菱製薬（株）.
https://medical.mt-pharma.co.jp/di/file/if/f_imi.pdf（accessed on Oct 25, 2020）

68）アミトリプチリン塩酸塩錠（トリプタノール錠 10 mg, トリプタノール錠 25 mg）添付文書. 第 7 版（2019 年 6 月）日医工（株）.
https://pins.japic.or.jp/pdf/newPINS/00003967.pdf（accessed on Oct 25, 2020）

69）Amitriptyline：drug information. UpToDate.
https://www.uptodate.com/contents/amitriptyline-drug-information?search=amitriptyline%20drug%20information&source=panel_search_result&selectedTitle=1˜145&usage_type=panel&kp_tab=drug_general&display_rank=1（accessed on Oct 25, 2020）

70）クロミプラミン塩酸塩錠（アナフラニール®錠 10 mg, アナフラニール®錠 25 mg）添付文書. 第 11 版（2019 年 9 月）. アルフレッサファーマ（株）.
https://pins.japic.or.jp/pdf/newPINS/00001856.pdf（accessed on Oct 25, 2020）

71）Clomipramine：drug information. UpToDate.
https://www.uptodate.com/contents/clomipramine-drug-information?search=clomipramine%20drug%20information&source=panel_search_result&selectedTitle=1˜56&usage_type=panel&kp_tab=drug_general&display_rank=1（accessed on Oct 25, 2020）

72）Bastos JM Netto, Rondon AV, de Lima GRM, et al. Brazilian consensus in enuresis：recomendations for clinical practice. Int Braz J Urol 2019；45：889-900.

73）Lundmark E, Stenberg A, Hägglöf B, et al. Reboxetine in therapy-resistant enuresis：a randomized placebo-controlled study. J Pediatr Urol 2016；12：397 e391-397 e395.

74）Glazener CM, Evans JH, Peto RE. Tricyclic and related drugs for nocturnal enuresis in children. Cochrane Database Syst Rev 2003：

CD002117.

75) Tingelstad JB. The cardiotoxicity of the tricyclics. J Am Acad Child Adolesc Psychiatry 1991 ; 30 ; 845-846.

76) Austin PF, Vricella GJ. Functional disorders of the lower urinary tract in children. In ; Partin A, Peters C, Kavoussi L, et al(eds). Campbell-Walsh-Wein Urology. 12th ed. Elsevier. 2020 ; 652-666.

77) Caldwell PH, Sureshkumar P, Wong WC. Tricyclic and related drugs for nocturnal enuresis in children. Cochrane Database Syst Rev 2016 ; CD002117.

非単一症候性夜尿症の治療総論

　非単一症候性夜尿症(nocturnal enuresis：NE)は，夜尿に加えて昼間の下部尿路症状(lower urinary tract symptoms：LUTS)を合併する症例と定義されている．

　非単一症候性 NE に関して，正常幼児では昼間の尿禁制が獲得されてから夜間の尿禁制が獲得されること[1]，昼間尿失禁(daytime urinary incontinence)をはじめとする昼間の LUTS に対する治療が NE の改善にもよい影響を与えると考えられること，昼間の LUTS のほうが患者の生活に与える影響が大きいことから，国際小児禁制学会(International Children's Continence Society：ICCS)は昼間の LUTS が改善してから夜尿の治療を行うことを推奨している[2,3]．

　非単一症候性 NE は神経発達症群(neurodevelopmental disorders)と慢性機能性便秘症(便秘)を併存することが多く，これに対するスクリーニングと治療が重要である．便秘を併存している場合はまず便秘治療を開始し，排便状態が改善もしくはもともと併存していなければ定時排尿(timed voiding)，二段排尿(double voiding)などの行動療法を含む昼間の LUTS に対するウロセラピー(urotherapy)を開始する．神経発達症群が疑われる場合には並行してこれに対する精査・加療を行う．ウロセラピーの昼間の LUTS に対する効果が不十分な場合，抗コリン薬の内服を開始する(CQ7 参照)．

I. 非単一症候性夜尿症とは

❶ 単一症候性夜尿症，非単一症候性夜尿症の定義

　NE の分類はいくつもあるが，ICCS は 2006 年に NE を単一症候性 NE と非単一症候性 NE に分類することの重要性を述べている[4]．睡眠中の尿失禁のみの場合を単一症候性 NE，睡眠中の尿失禁に加えて昼間の LUTS を合併する場合を非単一症候性 NE としている．その際に大切なことは，昼間尿失禁の有無のみで分類することは不適切であり，総論 1 の表 3 に示す昼間の LUTS があれば非単一症候性 NE と診断すべきである．そして単一症候性 NE，非単一症候性 NE それぞれに一次性と二次性が存在する．

❷ 非単一症候性夜尿症の頻度

　NE における非単一症候性 NE の頻度は『夜尿症診療ガイドライン 2016』では 25% と記載されている[5,6]．しかし，わが国における回答率 76.4%(5,282/6,917 例)のアンケート調査の報告では非単一症候性 NE は 40.6%[7]で，イタリアにおける 130,000 例の報告では NE 7.2% のうち 75% が非単一症候性 NE(単一症候性 NE 1.6%，非単一症候性 NE 5.5%)[8]であった．小児の過活動膀胱(overactive bladder：OAB)の頻度もアジアの調査では 9.0〜17.8% と高率であるこ

とから[7,9,10]，NE のなかには昼間の LUTS を合併する非単一症候性 NE が高率に存在すると考えられる．

③ 非単一症候性夜尿症の病因

　非単一症候性 NE では，排尿筋過活動(detrusor overactivity：DO)，OAB，反復性尿路感染，脊椎癒合不全(spinal dysraphism)，慢性機能性便秘症(便秘)，神経発達症群などが原因となりうる LUTS を随伴していることが多い．単一症候性 NE と非単一症候性 NE との鑑別にはこれら昼間の LUTS，OAB の有無の評価が必須であるが，尿意切迫感を伴っているか(知覚認識しているか)どうかを他覚的に判別することはしばしば難しい．保護者のみからの聴取では決してわからないため，必ず本人に質問することが必要である．非単一症候性 NE は単一症候性 NE と比べ，便秘，尿路感染症の既往などを合併する割合が高く[7,11]，排尿時膀胱尿道造影法(voiding cystourethrography：VCUG)を行うと後部尿道弁(posterior urethral valve：PUV)などの先天性尿道狭窄や二次性膀胱尿管逆流(vesicoureteral reflux：VUR)などがみつかることも多い[12]．非単一症候性 NE の場合，ICCS は昼間の LUTS の治療を第一に行い，LUTS が治癒，消失して単一症候性 NE となったあとに単一症候性 NE の治療を行うことを推奨している[4,13]．両者の病態や治療指針，治療方法は大きく異なるため，両者の鑑別は重要である．

II. 非単一症候性夜尿症の併存症

① 神経発達症群

　NE には様々な神経発達症群が併存することが報告されているが，単一症候性 NE よりも非単一症候性 NE のほうが併存しやすく[14]，また便秘や便失禁も併存しやすいと報告[15,16]されている．

　神経発達症群のなかでは注意欠如・多動症(attention-deficit/hyperactivity disorder：ADHD)に関する報告が多く，ADHD のある小児は，夜尿，昼間尿失禁，便秘，便失禁の併存率が高いことが報告[17]されている．ADHD は単一症候性 NE の 17.6～20.7%[18,19]，非単一症候性 NE の 23.1%[18]に併存し，夜尿患者で ADHD を併存している小児は LUTS を併存しやすいという報告[20]や，夜尿ではなく昼間尿失禁のみが ADHD と有意に関連しているという報告[21]がある．

　また自閉スペクトラム症(autism spectrum disorder：ASD)の小児は夜尿や昼間尿失禁が有意に多く[22,23]，ASD のある小児の 16～75%[23-25]に夜尿，16～37%[23-25]に昼間尿失禁があり，ASD のある成人の 59～63%[24,26]に夜尿，37%[24,26]に昼間尿失禁があると報告されている．

　知的能力障害(intellectual disability：ID)のある患者は，小児期，思春期，成人期において NE や昼間尿失禁の併存率が高く，知能指数(intelligence quotient：IQ)が低いほど昼間尿失禁の併存率が高い[27,28]．

　神経発達症群と LUTS が併存しやすい理由に関して，ADHD については遺伝的素因や環境要因は否定的で，中枢神経系の問題が指摘されている[27]．小児の LUTS の原因の一つとして，大脳皮質の前頭葉レベルにおける通常尿意の認識能力の低下あるいは未成熟が指摘されており，これが前頭葉機能の低下している ADHD 患者に LUTS が合併しやすい理由であるといわ

れている[29]．夜尿が ADHD に併存しやすい理由の一つとして，ADHD 患者は睡眠障害を合併しやすく[30]，その睡眠障害が夜尿を引き起こし，また睡眠不足が不注意や多動を引き起こしている[31]ことがあげられている．さらに ADHD と夜尿に共通する脳幹網様体賦活系を含む中枢神経系障害も原因の一つであるといわれている[32]．

以上より，非単一症候性 NE 患者に対しては全例で神経発達症群のスクリーニングを施行すべきであるという意見[27]もあり，特に便失禁のある非単一症候性 NE 患者に対して，ICCS は心理的・精神的な問題のスクリーニングを強く推奨している[33]．

具体的なスクリーニングの方法や，神経発達症群に対する治療が非単一症候性 NE の昼間の LUTS に及ぼす効果については CQ11 を参照されたい．

2 機能性便秘症

便秘の定義として，疫学的調査や臨床研究では 2016 年に発表された国際的な機能性消化管障害の分類・診断基準である Rome IV 診断基準[34]（総論 3 参照）が用いられることが多い．

夜尿患者の排便状態の評価には，医師側の積極的な姿勢が必要である．夜尿患者 277 名において，医師の問診で便秘と診断されたのは 36% であったのに対して，その保護者が便秘ありと申告したのは 14% と有意差があったという報告[35]，小児の排尿排便異常の代表的な問診票であるトロント式機能障害性排尿症状スコア（dysfunctional voiding symptom score：DVSS）[36]の日本語改訂版[37]（総論 3 参照）の排便状態についてのスコアは保護者よりも患者のほうが高いという報告[38]，保護者による夜尿患者の便性に関する質問票の回答は，ブリストル式便性状スケール[39]に基づいて便性を連日記録した排便日誌の結果と一致しないという報告[40]があり，排便頻度，便性（ブリストル式便性状スケールを用いることが望ましい），排便痛・便失禁・排便我慢行動の有無を夜尿患者と保護者の双方に問診することが重要である[33]．

また，排便日誌を用いることでより正確に排便状態を把握できると報告されており[41]，ICCS[33]や日本小児泌尿器科学会[42]では LUTS のある小児に問診で便秘が疑われる際には，ブリストル式便性状スケールのついた排便日誌を 7〜14 日間記載したのちに排便治療を始めることを推奨している．

直腸診は会陰部・肛門部の感覚，直腸径，直腸膨大部の便の量や性状，便塞栓の有無，肛門括約筋機能についての情報を得るのに有用であるが[41]，ICCS では Rome IV 診断基準の 6 項目中 1 項目のみを満たしている患者にのみ直腸診を行うことを推奨している[33]．

画像診断について，腹部単純 X 線検査や腹部超音波検査の小児慢性機能性便秘症における有用性は限定的であるとされている[33,43]．腹部単純 X 線検査の有用性の詳細については CQ2-3 を参照されたい．

腹部超音波検査について，LUTS のある小児において便秘を併存している患者は，併存していない患者と比べて明らかに直腸横径が大きく，膀胱の後面に横径 30 mm 以上の直腸が観察される場合，問診・排便日誌で Rome IV 診断基準を満たし，直腸診で便塞栓を触知する割合が高いという報告[44]がある．ただし腹部超音波検査による直腸横径が単独で便秘の予測因子になりうるかどうかは証拠が不十分であると ICCS は述べており，Rome IV 診断基準の「直腸内に大きな便塊の存在」という項目を満たすかどうかを調べるには有用であると述べている[33]．

ただ少なくとも腹部単純 X 線検査と超音波検査は，排尿症状のある小児とその保護者に便秘治療が必要である場合，そのことを納得させるには有用である[33]．

何らかの LUTS と排便異常が共存している状態を機能性排尿排便障害（bladder bowel dysfunction：BBD）という[13]．直腸-膀胱の相互作用の正確なメカニズムはいまだ解明されていない[33]．排便の問題が下部尿路機能に影響を及ぼす理由の仮説として，①便塊によって拡張した直腸が直接膀胱後壁を圧迫し，DO，膀胱三角部への刺激，膀胱後壁の陥没，膀胱頸部や尿道の閉塞・過伸展を引き起こす[45-48]，②直腸内の巨人な便塊が不適切に骨盤底筋群を収縮させ，これが排尿筋-尿道括約筋協調不全を引き起こす[46]，③拡張した直腸からの刺激が中枢神経を介して膀胱に伝わり，影響を及ぼす神経回路が存在する[46,47,49]などがあげられている．

治療は，便塊除去，維持療法（生活指導，薬物療法），経過観察である．具体的な方法については『小児慢性機能性便秘症診療ガイドライン』[50]に詳しい．ただ，このガイドラインが発表された 2013 年時点では，便塊除去のための経口薬として ICCS で推奨されている[33]ポリエチレングリコールにわが国では保険適用がなかったが，2018 年 11 月にモビコール® として発売され，2 歳以上の小児および成人について使用できるようになった．

便秘治療において重要なことは，夜尿を含む排尿症状を訴えて医療機関を受診する小児とその保護者は排便状態を意識していないことが多いので，排尿の問題と排便の問題が併存する可能性についてしっかりと説明することである[33]．

III. 定時排尿・二段排尿

❶ 定時排尿

a．定時排尿とは

定時排尿は行動療法のなかの計画療法の一つである．非侵襲的・非薬物療法的治療で，小児のみならず成人（高齢者）においても広く行われている[51]．

非単一症候性 NE の小児は，DO に伴う尿意切迫感や切迫性尿失禁を合併していることが多い．さらに排尿遅延習慣があることもあり，排尿我慢姿勢（holding maneuver）をとって，膀胱の充満を感じても排尿を我慢している．このような排尿習慣は膀胱内の高圧環境を引き起こす．さらに機能障害性排尿（dysfunctional voiding：DV）では，排尿中の尿道括約筋や肛門括約筋の弛緩不全を伴うため，さらに膀胱内圧は上昇する[13]．このように，DO から始まる誤った排尿習慣は蓄尿期，排尿期の膀胱内圧を上昇させ，その膀胱高圧環境は反復性尿路感染症や VUR の原因となる．蓄尿期，排尿期の膀胱内の高圧環境を回避するためには，DO が生じる前に随意的に排尿させることが必要となる．

定時排尿とは，DO に伴う尿意切迫感や切迫性尿失禁が起こらないような膀胱容量を患者ごとに設定し，トイレへ行く一定の時間を決め（定時），あらかじめ計画した時間にトイレへ行かせて排尿させるものである．飲水量や DO が生じる膀胱容量によりトイレへ行く計画した時間は異なるが，学校では長い休憩時間と給食前，下校前の最低 3 回トイレに行くなど，通常 1〜3 時間ごとのトイレ時間をあらかじめ設定し，順守するようにその目的，意味を教育，指導する．尿意切迫感が起こる前の定時に排尿する習慣をつけさせることで，自らの尿意に気づくようになり，昼間尿失禁をはじめとする LUTS が改善すると考えられている．定

時排尿が昼間尿失禁に及ぼす効果については CQ4-1 を参照されたい.

b. 定時排尿とがまん訓練

　尿をなるべく我慢させる訓練法は "bladder training" のほかに "bladder drill", "bladder re-education", "bladder retraining" などと称され, 日本語では「がまん訓練・膀胱訓練」[52] と記載されることが多い. 定時排尿とがまん訓練はともに OAB に対する行動療法であるが, 小児と成人では機序が異なるため, 適応にあたってはその差異を理解することが重要である.

　成人の OAB に対するがまん訓練(膀胱訓練)の推奨度は高い[52]. 成人女性の OAB あるいは尿失禁を対象とした報告が多く, 訓練の方法は, 尿意切迫感を感じても徐々に排尿間隔を伸ばして膀胱容量を増加させるもの[53] が多く, 訓練期間は 4〜24 週間[54,55] と様々である.

　成人の OAB は DO を示唆する症状症候群であり, 尿意切迫感を認めることが必須で, 通常頻尿を伴い, 切迫性尿失禁を伴う場合と伴わない場合があると定義されている[56].

　一方で小児切迫性尿失禁の発症機序の一つとして, 新生児期・乳児期に認める無抑制の排尿筋収縮を, 大脳皮質が抑制する機構の成熟が遅れることによるといわれている[57]. 排尿筋と括約筋の協調運動の遅れは, 蓄尿期の DO を引き起こす. これに対する, いわゆる防御反応として外尿道括約筋と骨盤底筋群の収縮が起こり, 足を交差させたり, 陰茎をつかんだり, 踵の上に陰部を当ててしゃがみ込むなどの排尿我慢姿勢をとる. この排尿を延期させる行動が DV を引き起こすといわれており[4], この状態にさらにがまん訓練をさせるとむしろ排尿状態の悪化を引き起こすというのが, 小児の切迫性尿失禁に対するがまん訓練に否定的な意見[58,59] の根拠である.

　また, 小児切迫性尿失禁のもう一つの発症機序として, 前頭葉レベルにおける通常尿意の認識能力の未成熟があげられている[29]. すなわち, 最大尿意しか認識できずトイレに走り込み, 間に合わずに尿失禁をきたす. これに対して, 通常尿意をきたすであろう時間を見計らって, 本人からの尿意の訴えはなくても排尿を促すことを繰り返し, 通常尿意を認識できるようにするのが定時排尿である. その点で, 漏れる前に排尿させるという高齢者の尿失禁に対する定時排尿とは異なる.

　ただ膀胱容量が小さい, すなわち頻尿のある切迫性尿失禁患者では, 定時排尿に加えて, 学校からの帰宅時の 1 日 1 回のがまん訓練が有効であると報告[60] されており, 成人の OAB のように尿意切迫感が単純に排尿行動につながる場合はがまん訓練が有効な可能性がある.

② 二段排尿とは

　二段排尿は, DV に対して行うことの多い行動療法である. DV の場合, 完全に尿を排出できずに残尿となることがある. 二段排尿は残尿を減らし, 頻尿や尿路感染症を回避させる目的で行う. 確立した方法はないが, 適切な排尿姿勢をとったあと, リラックスした状態で腹筋や骨盤底筋群を弛緩させ, 力むことなくゆっくりと排尿を開始させる[61,62]. いったん排尿が終わったあとも 20〜30 秒はそのままの姿勢をとらせ, その後, 少し前傾し, 再度, 排尿を試みるように指導する(二段排尿)[62]. 適切な排尿姿勢と二段排尿の方法を表 1 に示す. 排尿姿勢については, 総論 3 の図 5 も参照されたい.

表1 **適切な排尿姿勢と二段排尿の方法**

①座位排尿の場合，便座が小児の殿部に対して適切な大きさで，快適にしっかりと座る（殿部を便座から浮かせた姿勢で排尿すると，骨盤底筋の収縮が誘発され十分に外尿道括約筋を弛緩することができない）

②両足底がしっかりと床につく（年少児では踏み台を使い，殿部と膝が同じ高さで水平になるようにする）

③両手は膝の上におき，両膝は左右の拳が間に入る程度に開き，少し前傾姿勢をとる

④ゆっくりと鼻から息を吸い，口すぼめ呼吸をしながら腹筋，骨盤底筋を完全にリラクゼーションさせ，その後にゆっくりと排尿を開始させる

⑤排尿中，骨盤底筋が収縮しそうになったら，軽く息を吸い，ゆっくりと口から吐き出すことで骨盤底筋をリラクゼーションさせる

⑥排尿が早く終わったら，20〜30秒はそのままの姿勢を取り，その後，少し前傾し，再度，排尿を試みる（二段排尿）．

IV. 抗コリン薬

❶ 抗コリン薬の作用機序

排尿時には副交感神経末端からアセチルコリンが放出され，ムスカリン受容体に結合して排尿筋の収縮が起こる．一方，蓄尿時には，交感神経から放出されるノルアドレナリンが β_3 受容体に結合して利尿筋が弛緩する．ムスカリン受容体には5種類のサブタイプがあるが，膀胱には主として M_2 と M_3 が存在する． M_2 はそのほかに心臓・上部消化管に，M_3 は下部消化管および虹彩・唾液腺に分布する．また，M_1 はシナプス前膜と中枢神経に分布する．このように多くの臓器に受容体が存在するため，抗コリン薬の副作用は広範囲となる．また，臨床使用にあっては組織選択性も合わせて考慮する．トルテロジンは受容体選択性が低いが，膀胱移行性が高く臨床効果は高い．一方，オキシブチニンは選択性が高いが，脳内移行率が高く中枢系への副作用に注意が必要である．

❷ 抗コリン薬の副作用

抗コリン薬は，複数の臓器のムスカリン受容体も同時に阻害するため，副作用として口腔内乾燥，紅潮，頻脈，集中力の低下，便秘，霧視をきたしうる．そのため，投与直後には，副作用に十分な注意を払い，遅くとも4週間の時点で有効性を確認する．

2020年のICCSの診療指針において，抗コリン薬の最も問題となる副作用は便秘と残尿の増加であると記載されている[3]．そして便秘によってNE治療の効果が減弱したり，残尿の増加によって尿路感染症の発症が危惧されている．したがって，抗コリン薬の投与前に便秘が存在すれば，ポリエチレングリコール製剤など緩下剤の使用が推奨されており，定時排尿などの適切な排尿習慣の確立も必要である．また，抗コリン薬の投与中，患者の排尿時痛や不明熱の出現に注意して観察していく必要がある．さらに高齢者で問題となっている抗コリン薬による認知障害などの中枢神経系の副作用は，小児でも頻度が高いことが報告[63]されている．米国食品医薬品局（Food and Drug Administration：FDA）によるオキシブチニンの市販後調査において，16歳以下の小児では成人と比較して，その処方数に比して（5% vs. 95%）有意に

中枢神経系の副作用の割合が高い（18% vs. 82%）ことが明らかになった．一方，近年発売されたオキシブチニン経皮吸収型製剤は，経口薬と異なり肝初回通過効果を受けないので，全身性の抗ムスカリン作用が生じにくいと考えられている[64]．さらにトルテロジン，ソリフェナシン，イミダフェナシンなどの新世代の抗コリン薬は，オキシブチニンと異なり脂溶性が低く血液脳関門を通りにくいため，中枢神経系の副作用の頻度は低いと考えられている．その他の抗コリン薬の副作用として，眼球や口腔内の乾燥，口渇，味覚異常，頻脈，悪心，下痢などが報告されているが，その頻度は 5% 以下とする研究が多く，ほとんどの事象は軽度である．

③ 小児の過活動膀胱に対する抗コリン薬治療（表 2）

　現時点，わが国で小児の OAB に推奨されているのは，オキシブチニン，プロピベリン，トルテロジン，ソリフェナシンで，それぞれの推奨グレードは，C1，B，B，C1 である[52]．フェテロジン，イミダフェナシン，オキシブチニン経皮吸収型製剤は成人で推奨されているが，小児では推奨保留となっている．現在，国内で薬剤添付文書上で小児に対しての安全性が確立された薬剤は存在しない（ただし，プロピベリンのインタビューフォームには，国内での 6〜15 歳の小児 105 例の特定使用成績調査における薬剤の有効性が示されている）が，多くの国で採用されている薬剤はプロピベリンとオキシブチニンの 2 剤である[42]．NE，非単一症

表2　過活動膀胱に対する抗コリン薬の用法・用量

	成人の OAB の薬用量	米国での小児 OAB の初期薬用量 （Lexicomp）	ICCS による夜尿症の薬用量[3]
プロピベリン	20 mg を 1 日 1 回経口服用 20 mg を 1 日 2 回まで増量可		
トルテロジン	4 mg を 1 日 1 回経口服用		2〜4 mg/日，就寝前
オキシブチニン	1 回 2〜3 mg を 1 日 3 回服用	5 歳以下：0.2〜0.4 mg/kg/日，分 2 6 歳以上：10 mg/日，分 2*	2.5〜5 mg/日，就寝前
ソリフェナシン	5 mg を 1 日 1 回経口服用 1 日 10 mg まで増量可	体重 9〜15 kg：2 mg/日，分 1 体重 15 kg 超〜45 kg：3 mg/日，分 1 体重 45 kg 超〜60 kg：4 mg/日，分 1 体重 60 kg 超：5 mg/日，分 1	5〜10 mg/日，就寝前
フェソテロジン	4 mg を 1 日 1 回経口服用	6 歳・25 kg 以上：4 mg/日，分 1	4〜8 mg/日，就寝前
オキシブチニン経皮吸収型製剤	貼付剤 1 枚（オキシブチニン 73.5 mg/枚含有）を 1 日 1 回，下腹部，腰部または大腿部のいずれかに貼付		
イミダフェナシン	0.1 mg を 1 日 2 回経口服用 1 日 0.4 mg まで増量可		

Lexicomp：https://www.wolterskluwer.com/en/solutions/lexicomp.
*：あくまで米国の小児の参考値であり，わが国では成人でも 9 mg が最大量．

候性 NE の昼間の LUTS に対する抗コリン薬の効果については CQ7 を参照されたい.

a. オキシブチニン

1975 年に米国で承認された最も古い抗コリン薬である. 数多くの臨床研究があり, 有効性は確立している. ただ, 抗ムスカリン作用に基づく副作用の頻度が高く, 特に中枢神経症状に注意が必要である.

b. プロピベリン

抗ムスカリン作用(M_1, M_3)とカルシウム拮抗作用を有する薬剤で, わが国では 1993 年より使用されている.

c. トルテロジン

世界初の OAB 治療薬として, 1998 年に米国で承認された. わが国での発売は 2006 年であるが, 海外での知見は多い. ムスカリン受容体の選択性は低いが, 膀胱移行性が高く臨床効果は高い.

d. ソリフェナシン

わが国で開発された抗コリン薬で, 2006 年に発売された. M_3 親和性が高く, また唾液腺に比べて膀胱に選択性が高い. 半減期が長い特徴がある.

e. フェソテロジン

活性代謝物が, トルテロジンの活性代謝物と同一である. OAB に対する有効性と安全性が高い.

f. イミダフェナシン

わが国で開発された抗コリン薬で, 抗ムスカリン作用(M_1, M_3)を有する. 唾液腺に比較して膀胱選択性が高い.

g. オキシブチニン経皮吸収型製剤

わが国初の経皮吸収型の OAB 治療薬である. 便秘などの副作用が少ないが, 貼付部位の皮膚反応に注意が必要である.

Ⅴ. 日本小児泌尿器科学会『幼小児の昼間尿失禁の診療とケアの手引き』の紹介

NE については, 2016 年に日本夜尿症学会によって『夜尿症診療ガイドライン 2016』が作成され, 診療の標準化による的確な診療が普及しつつある. 一方, 昼間尿失禁に対する治療も必要であるものの, 医療現場(小児科系・泌尿器科系の外来診療や看護ケア)では, 疾病としての取り扱いについて十分な認識が共有されておらず, 標準的な診療やケアが確立しているとは言い難い. そのような状況のなか, 2019 年に『幼小児の昼間尿失禁の診療とケアの手引』が作成され, 現在, 日本小児泌尿器科学会のウェブサイトから参照が可能となっている[42].

文献

1) Jansson UB, Hanson M, Sillén U, et al. Voiding pattern and acquisition of bladder control from birth to age 6 years: a longitudinal study. J Urol. Jul 2005; 174: 289-293.
2) Franco I, von Gontard A, De Gennaro M. Evaluation and treatment of non-monosymptomatic nocturnal enuresis: a standardization document from the International Children's Continence Society. J Pediatr Urol 2013; 9: 234-243.

3） Nevéus T, Fonseca E, Franco I, et al. Management and treatment of nocturnal enuresis：an updated standardization document from the International Children's Continence Society. J Pediatr Urol 2020；16：10-19.

4） Nevéus T, von Gontard A, Hoebeke P, et al. The standardization of terminology of lower urinary tract function in children and adolescents：report from the Standardisation Committee of the International Children's Continence Society. J Urol 2006；176：314-324.

5） Enuresis and voiding dysfunction. In：Kliegman RM, Stanton BF, St Geme JW, et al（eds）. Nelson Textbook of Pediatrics. 20th ed. Elsevier. 2015：2581-2586.

6） 日本夜尿症学会編. 夜尿症診療ガイドライン 2016. 東京：診断と治療社. 2016.

7） Kajiwara M, Inoue K, Kato M, et al. Nocturnal enuresis and overactive bladder in children：an epidemiological study. Int J Urol 2006；13：36-41.

8） Ferrara P, Franceschini G, Bianchi Di Castelbianco F, et al. Epidemiology of enuresis：a large number of children at risk of low regard. Ital J Pediatr 2020；46：128.

9） Chung JM, Lee SD, Kang DI, et al. Prevalence and associated factors of overactive bladder in Korean children 5-13 years old：a nationwide multicenter study. Urology 2009；73：63-67；discussion 68-69.

10） Xing D, Wang YH, Wen YB, et al. Prevalence and risk factors of overactive bladder in Chinese children：a population-based study. Neurourol Urodyn 2020；39：688-694.

11） Naseri M, Hiradfar M. Monosymptomatic and non-monosymptomatic nocturnal enuresis：a clinical evaluation. Arch Iran Med 2012；15：702-706.

12） Kajiwara M, Kato M, Mutaguchi K, et al. Overactive bladder in children should be strictly differentiated from monosymptomatic nocturnal enuresis. Urol Int 2008；80：57-61.

13） Austin PF, Bauer SB, Bower W, et al. The standardization of terminology of lower urinary tract function in children and adolescents：update report from the Standardization Committee of the International Children's Continence Society. J Urol 2014；191：1863-1865.e13.

14） von Gontard A, Niemczyk J, Weber M, et al. Specific behavioral comorbidity in a large sample of children with functional incontinence：report of 1,001 cases. Neurourol Urodyn 2015；34：763-768.

15） von Gontard A, Baeyens D, Van Hoecke E, et al. Psychological and psychiatric issues in urinary and fecal incontinence. J Urol 2011；185：1432-1436.

16） Peeters B, Benninga MA, Hennekam RC. Childhood constipation：an overview of genetic studies and associated syndromes. Best Pract Res Clin Gastroenterol 2011；25：73-88.

17） Duel BP, Steinberg-Epstein R, Hill M, et al. A survey of voiding dysfunction in children with attention deficit-hyperactivity disorder. J Urol 2003；170（4 Pt 2）：1521-1523；discussion 1523-1524.

18） Joinson C, Heron J, Emond A, et al. Psychological problems in children with bedwetting and combined（day and night）wetting：a UK population-based study. J Pediatr Psychol 2007；32：605-616.

19） Park S, Kim BN, Kim JW, et al. Nocturnal enuresis is associated with attention deficit hyperactivity disorder and conduct problems. Psychiatry Investig 2013；10：253-258.

20） Kovacevic L, Wolfe Christensen C, Rizwan A, et al. Children with nocturnal enuresis and attention deficit hyperactivity disorder：a separate entity? J Pediatr Urol 2018；14：47.e41-47.e46.

21） von Gontard A, Moritz AM, Thome-Granz S, et al. Association of attention deficit and elimination disorders at school entry：a population based study. J Urol 2011；186：2027-2032.

22） Niemczyk J, Wagner C, von Gontard A. Incontinence in autism spectrum disorder：a systematic review. Eur Child Adolesc Psychiatry 2018；27：1523-1537.

23） von Gontard A, Pirrung M, Niemczyk J, et al. Incontinence in children with autism spectrum disorder. J Pediatr Urol 2015；11：264.e261-267.

24） Gubbiotti M, Elisei S, Bedetti C, et al. Urinary and bowel disfunction in autism spectrum disorder：a prospective, observational study. Psychiatr Danub 2019；31（Suppl 3）：475-478.

25） Niemczyk J, Fischer R, Wagner C, et al. Detailed assessment of incontinence, psychological problems and parental stress in children with autism spectrum disorder. J Autism Dev Disord 2019；49：1966-1975.

26） Gubbiotti M, Balboni G, Bini V, et al. Bladder and bowel dysfunction, adaptive behaviour and psychiatric profiles in adults affected by autism spectrum disorders. Neurourol Urodyn 2019；38：1866-1873.

27） von Gontard A, Vrijens D, Selai C, et al. Are psychological comorbidities important in the aetiology of lower urinary tract dysfunction-ICI-RS 2018? Neurourol Urodyn 2019；38（Suppl 5）：S8-S17.

28） von Gontard A. Urinary incontinence in children with special needs. Nat Rev Urol 2013；10：667-674.

29） Franco I. New ideas in the cause of bladder dysfunction in children. Curr Opin Urol 2011；21：334-338.

30） Sung V, Hiscock H, Sciberras E, et al. Sleep problems in children with attention-deficit/hyperactivity disorder：prevalence and the effect on the child and family. Arch Pediatr Adolesc Med 2008；162：336-342.

31） Gruber R, Grizenko N, Schwartz G, et al. Performance on the continuous performance test in children with ADHD is associated with sleep efficiency. Sleep 2007；30：1003-1009.

32） Ornitz EM, Russell AT, Hanna GL, et al. Prepulse inhibition of startle and the neurobiology of primary nocturnal enuresis. Biol Psychiatry 1999；45：1455-1466.

33）Burgers RE, Mugie SM, Chase J, et al. Management of functional constipation in children with lower urinary tract symptoms：report from the Standardization Committee of the International Children's Continence Society. J Urol 2013；190：29-36.

34）Hyams JS, Di Lorenzo C, Saps M, et al. Functional disorders：children and adolescents.［published online ahead of print Feb 15, 2016］Gastroenterology. doi：10.1053/j.gastro.2016.02.015.

35）McGrath KH, Caldwell PH, Jones MP. The frequency of constipation in children with nocturnal enuresis：a comparison with parental reporting. J Paediatr Child Health 2008；44：19-27.

36）Farhat W, Bägli DJ, Capolicchio G, et al. The dysfunctional voiding scoring system：quantitative standardization of dysfunctional voiding symptoms in children. J Urol 2000；164（3 Pt 2）：1011-1015.

37）今村正明，碓井智子，上仁数義，他．日本語版DVSS（Dysfunctional Voiding Symptom Score）の公式認証：小児質問票における言語学的問題を中心に．日泌会誌 2014；105：112-121.

38）前川講平，西村実果，服部益治．遺尿症患児に対するDVSS日本語版改訂版の有用性の評価：患児と保護者の認識の違い．夜尿症研究 2014；19：67-72.

39）O'Donnell LJ, Virjee J, Heaton KW. Detection of pseudodiarrhoea by simple clinical assessment of intestinal transit rate. BMJ（clinical research ed.）1990；300：439-440.

40）川合志奈，久保太郎，中村　繁，他．夜尿症患児の排便習慣．夜尿症研究 2011；16：51-56.

41）Mugie SM, Di Lorenzo C, Benninga MA. Constipation in childhood. Nat Rev Gastroenterol Hepatol 2011；8：502-511.

42）日本小児泌尿器科学会幼小児排尿指導管理ワーキンググループ．幼小児の昼間尿失禁の診療とケアの手引き．日小児泌会誌 2019；29：3-19.
https://jspu.jp/download/guideline/tebiki2019-6.pdf（accessed on Sep 5, 2020）

43）Tabbers MM, DiLorenzo C, Berger MY, et al. Evaluation and treatment of functional constipation in infants and children：evidence-based recommendations from ESPGHAN and NASPGHAN. J Pediatr Gastroenterol Nutr 2014；58：258-274.

44）Joensson IM, Siggaard C, Rittig S, et al. Transabdominal ultrasound of rectum as a diagnostic tool in childhood constipation. J Urol 2008；179：1997-2002.

45）Chase JW, Homsy Y, Siggaard C, et al. Functional constipation in children. J Urol 2004；171（6 Pt 2）：2641-2643.

46）Yazbeck S, Schick E, O'Regan S. Relevance of constipation to enuresis, urinary tract infection and reflux：a review. Eur Urol 1987；13：318-321.

47）Burgers R, Liem O, Canon S, et al. Effect of rectal distention on lower urinary tract function in children. J Urol 2010；184（4 Suppl）：1680-1685.

48）Kim JH, Lee JH, Jung AY, et al. The prevalence and therapeutic effect of constipation in pediatric overactive bladder. Int Neurourol J 2011；15：206-210.

49）Miyazato M, Sugaya K, Nishijima S, et al. Rectal distention inhibits bladder activity via glycinergic and GABAergic mechanisms in rats. J Urol 2004；171：1353-1356.

50）日本小児栄養消化器肝臓学会・日本小児消化管機能研究会．小児慢性機能性便秘症診療ガイドライン．東京：診断と治療社．2013：22-25.

51）山西友典，加賀勘家，布施美樹．＜特集：臓器リハビリテーションの最前線＞排泄機能のリハビリテーション．Dokkyo Journal of Medical Sciences 2016；43：213-217.

52）日本排尿機能学会過活動膀胱診療ガイドライン作成委員会編．過活動膀胱診療ガイドライン．第2版．東京：リッチヒルメディカル．2015：126.

53）Hadley EC. Bladder training and related therapies for urinary incontinence in older people. JAMA 1986；256：372-379.

54）Jarvis GJ. A controlled trial of bladder drill and drug therapy in the management of detrusor instability. Br J Urol 1981；53：565-566.

55）Mattiasson A, Blaakaer J, Høye K, et al. Simplified bladder training augments the effectiveness of tolterodine in patients with an overactive bladder. BJU Int 2003；91：54-60.

56）Abrams P, Cardozo L, Fall M, et al. The standardisation of terminology of lower urinary tract function：report from the Standardisation Sub-committee of the International Continence Society. Neurourol Urodyn 2002；21：167-178.

57）Franco I. Overactive bladder in children. part 1：pathophysiology. J Urol 2007；178（3 Pt 1）：761-768；discussion 768.

58）Franco I. Functional bladder problems in children：pathophysiology, diagnosis, and treatment. Pediatr Clin North Am 2012；59：783-817.

59）中井秀郎，川合志奈，日向泰樹，他．小児の過活動膀胱に対するウロセラピー．夜尿症研究 2016；21：11-16.

60）山西友典，布施美樹，水野智弥．昼間尿失禁に対する行動療法（排尿訓練）．夜尿症研究 2013；18：21-25.

61）Clothier JC, Wright AJ. Dysfunctional voiding：the importance of non-invasive urodynamics in diagnosis and treatment. Pediatr Nephrol 2018；33：381-394.

62）R. S. The pelvic floor. A clinical model for function and rehabilitation.. Physiotherapy. 2001；87：620-630.

63）Gish P, Mosholder AD, Truffa M, et al. Spectrum of central anticholinergic adverse effects associated with oxybutynin：comparison of pediatric and adult cases. J Pediatr 2009；155：432-434.

64）西﨑直人，平野大志．小児の昼間尿失禁に対するオキシブチニン塩酸塩経皮吸収型製剤の有効性の検討．夜尿症研究 2016；21：23-28.

総論 6 │ その他の治療総論

I. 選択的 β_3 受容体作動薬

1 選択的 β_3 受容体作動薬の作用機序と歴史

　β 受容体は，これまで β_1 と β_2 の二つのサブタイプに分類され，β_1 受容体は心臓に，β_2 受容体は気管支，血管，子宮の平滑筋に発現することが知られていた．その後，第三のサブタイプとして，新しく β_3 受容体が同定され，脂肪組織や膀胱平滑筋に発現することが判明した．選択的 β_3 受容体作動薬は膀胱平滑筋を弛緩させることで蓄尿機能を亢進させるが，抗コリン薬の有する他臓器に対するムスカリン受容体拮抗作用（便秘，口渇・口内乾燥等）がないため認容性に優れており，成人では過活動膀胱（overactive bladder：OAB）の治療薬として第一選択薬になりつつある[1,2]．わが国ではまず 2011 年 9 月にミラベグロン，2018 年 11 月にビベグロンが保険収載され，臨床使用が可能となった．用法・用量はいずれも 50 mg を 1 日 1 回投与となっている．なお，2 種類の選択的 β_3 受容体作動薬のうち，ミラベグロンはラットの実験において生殖毒性が認められたため，生殖可能な年齢の患者へは避けるように警告されている．したがって小児に対してミラベグロンは用いるべきでない．一方，ビベグロンには生殖毒性の報告はなく，さらに CYP2D6 や CYP450 などの薬剤代謝に関与する酵素も阻害しないため，薬剤相互作用がほとんどみられず，実際，添付文書上も併用禁忌薬剤はないため，近年では治療抵抗性の夜尿症（nocturnal enuresis：NE）に対しても，小児では保険適用外にもかかわらず使用されるようになった．小児のデータは乏しく，現時点で安全性は確立していない．

2 選択的 β_3 受容体作動薬と夜尿症

　近年，ビベグロンは，抗コリン薬とは異なり便秘などの副作用が少なく，夜間の蓄尿量を増加させることで，成人の夜間頻尿と同様[3]，治療抵抗性の NE に対しても早期から効果が認められれることが示された[4,5]．しかしながら，これらの報告は比較対照のない後方視的な研究であり，現時点では NE 患者に適応外使用となる．したがって，今後，ランダム化比較試験（randomized controlled trial：RCT）などの適切な前方視的な臨床研究が行われ，NE 患者に対する保険収載が望まれる．

II. 漢方

1 漢方薬と夜尿症

　わが国の NE や昼間尿失禁（daytime urinary incontinence）などの小児の下部尿路症状（lower urinary tract symptom：LUTS）の診断と治療は，2016 年に『夜尿症診療ガイドライン 2016』が刊行され，世界標準の診療体系を取り入れたことで大きく変化した[6]．同ガイドラインでは漢方薬について「作用が温和であることから，軽症の症例か，他の薬物療法である程度改善した症例での併用療法が望ましい」と記載されており，その使用基準は曖昧であった[6]．漢方薬は NE そのものを治すのではなく，患者の足りないものを補い整えることで，治癒しやすい状態にする作用がある．ガイドラインに即した標準的な NE 治療を行う際に，患者の体調を整えることでさらなる治療効果が期待できる．

❷ 夜尿症診療でよく用いる漢方薬

　随証治療で NE 治療に効果のある処方は数多く報告されている．1976 年に保険収載[7]されたのは桂枝加竜骨牡蛎湯，小建中湯，越婢加朮湯，苓姜朮甘湯の 4 処方で，越婢加朮湯を除く 3 処方は虚証の処方である（表 1）．さらに葛根湯，柴胡桂枝湯，五苓散，八味丸，麻黄湯，麻杏甘石湯，白虎加人参湯[8]，六味丸[9]などがある．適応となった根拠は，古典の記述，先人の口訣，症例報告などエキスパートオピニオンが中心であり，質の高い研究はなされていない．しかし 1986 年以降，医療用エキス製剤の品質基準が改訂され，わが国では国内製薬メーカーから質の高い製品が提供されている[7]．今後は，統合医療を推進しているわが国から，エビデンスレベルの高い報告がなされることが期待される．

　以下では，小児 NE 患者によく使用される小建中湯，桂枝加竜骨牡蛎湯，抑肝散の 3 処方について概説する．

ａ．小建中湯

　「中」とはお腹，消化管のことであり，建中湯は消化管を立て直す処方で，おもな建中湯類として小建中湯，大建中湯，黄耆建中湯があげられる．ガイドラインに即した NE 診療において，用いた漢方薬の約 8 割が建中湯類であったことから，まず試みるべき処方類と思われる[10]．

　小建中湯は後漢（紀元 25〜220 年）の時代に書かれた金匱要略に記載があり，胃腸型の虚弱児の体質改善によく用いられる処方である．腹診で 2 本の腹直筋が張った状態で，腹痛を伴う患者に効果がある．この腹直筋の緊張は，患者に力があるのではなく，腹部の弱い部分を腹直筋が緊張し補った状態と考えられている．左下腹部（S 状結腸部）に兎糞様の便塊を触れる常習便秘にも有効である．漢方薬のみの治療では，膀胱容量が小さく覚醒障害のある患者では無効であったと報告されている[11]．

ｂ．桂枝加竜骨牡蛎湯

　金匱要略の虚労編に記載されている．下腹直筋に緊張のある比較的体力の衰えているもので，小児 NE，神経衰弱，性的神経衰弱，遺精，陰萎に適応がある．小建中湯から，膠飴を抜いて竜骨と牡蠣を加えた薬方であり，虚弱に加え神経過敏のある患者に用いる．

ｃ．抑肝散

　高ストレス状態の患者に横隔膜周囲の過緊張である胸脇苦満がみられることがあり，抑肝散や四逆散などの柴胡剤の使用目標となる．抑肝散は，虚弱な体質で神経がたかぶるもの，小児夜泣き，小児疳症に効果のある小児向けの方剤である（表 1）．Ohtomo らは，デスモプレシン製剤無効例にデスモプレシン製剤と抑肝散を併用処方し，約 7 割に効果があったと報告

表1 **わが国で保険収載されている漢方薬と抑肝散**

	適応疾患	八綱分類	君薬	臣薬	佐薬	使薬
桂枝加竜骨牡蛎湯	下腹直腹筋に緊張のある比較的体力の衰えているものの次の諸症：小児夜尿症，神経衰弱，性的神経衰弱，遺精，陰萎	裏寒虚証	ケイヒ 4	シャクヤク 4	リュウコツ 3 ボレイ 3 カンゾウ 2	タイソウ 4 ショウキョウ 1.5
小建中湯	体質虚弱で疲労しやすく，血色がすぐれず，腹痛，動悸，手足のほてり，冷え，頻尿および多尿などのいずれかを伴う次の諸症：小児虚弱体質，疲労倦怠，神経質，慢性胃腸炎，小児夜尿症，夜泣き	裏寒虚証	コウイ	カンゾウ 2	ケイヒ 4 シャクヤク 6	タイソウ 4 ショウキョウ 1
越婢加朮湯	浮腫と汗が出て小便不利のあるものの次の諸症：腎炎，ネフローゼ，脚気，関節リウマチ，夜尿症，湿疹	表熱実証	マオウ 6	セッコウ 8	ソウジュツ 4	タイソウ 3 カンゾウ 2 ショウキョウ 1
苓姜朮甘湯	腰に冷えと痛みがあって，尿量が多い次の諸症：腰痛，腰の冷え，夜尿症	裏寒虚証	カンキョウ 3	ブクリョウ 6	ビャクジュツ 3	カンゾウ 2
抑肝散	虚弱な体質で神経がたかぶるものの次の諸証：神経症，不眠症，小児夜なき，小児疳症	裏熱虚証	チョウトウコウ 3	サイコ 2	カンゾウ 1.5 トウキ 3	ブクリョウ 4 ビャクジュツ 4 センキュウ 3

八綱分類：体力のあるものから順に，表熱実証，表熱虚証，表寒実証，表寒虚証，裏熱実証，裏熱虚証，裏寒実証，裏寒虚証．

している[12]．

　小川らによると，小児患者に漢方を飲ませる場合，無難な「小建中湯」から始めてみることを推奨している．小建中湯は飲めたが，効果が得られなかったけれども，漢方での治療を考えた場合，体質（証）に合わせた漢方薬を選択するべきである．多尿，OAB，睡眠障害，ストレスが NE に影響を与えていると考えた場合，表2[13]に示すような処方選択がある．虚証向きの方剤の処方では問題になることは少ないが，実証向きの方剤を虚証の患者に処方する場合，副作用などに注意を払ったほうがよいと思われる．前述した NE の適応が承認されている 4 種類の方剤以外の薬物を処方する場合，処方にあった病名が必要になる[13]．

3 **漢方薬の投与量と服用方法**

　NE 患者の多くは学童のため，成人の 2/3 量で処方する（朝夕食前で処方）．服用方法は食

表2 夜尿の各症状に対する漢方薬の効果

	多尿	過活動膀胱	睡眠障害	ストレス
実証	白虎加人参湯 麻杏甘石湯	猪苓湯	葛根湯 柴胡加竜骨牡蛎湯	柴胡清肝湯
中間証	五苓散 苓姜朮甘湯	小建中湯 猪苓湯合四物湯	抑肝散	柴胡桂枝湯
虚証	牛車腎気丸 真武湯	六味丸, 清心蓮子飲	桂枝加竜骨牡蛎湯	甘麦大棗湯 補中益気湯

実証：体質強壮な人, 虚証：体質虚弱な人.
(小川由英, 他. 外科治療 2007；97：482-488 より改変)

前が推奨されているが, 食間でも食後でも構わない. 「○○湯」と書かれたものはもともと煎じ薬であるため, お湯に溶かせば最も効果を発揮する. お湯に溶くと香りが増強されて服用しにくくなるが, その場合はココアなど香りの強い温かい飲み物と一緒に服用させる. アイスクリームに混ぜる方法や市販の漢方服用ゼリーも有効である.

❹ 漢方薬の副作用

保険収載されている四つの方剤すべてに甘草(カンゾウ)が含まれている. 通常量で問題が起きることはないが, 多量服用や長期間服用の際は偽アルドステロン症(低カリウム血症, 血圧上昇, ナトリウム・体液の貯留, 浮腫, 体重増加等)が現れることがあるので, 観察(血清カリウム値の測定等)を十分に行い, 異常が認められた場合には投与を中止し, 適切な処置を行うことが推奨されている[14]. 柴胡剤を含む方剤を服用する際は, 間質性肺炎の発症に注意する. 発熱, 咳嗽, 呼吸困難, 肺音の異常等が現れた場合には本剤の投与を中止し, 速やかに胸部単純 X 線検査, 胸部 CT 検査などの検査を実施するとともに, 副腎皮質ホルモンの投与などの適切な処置を行うことが推奨されている[15].

III. 電気・磁気刺激療法(神経変調療法)

神経変調療法(neuromodulation)とは, 膀胱・尿道機能を支配する末梢神経を種々の方法で刺激し神経機能変調により膀胱・尿道機能の調整を図る治療法で[16,17], 下部尿路症状(lower urinary tract symptoms：LUTS)に対する神経変調療法には干渉低周波療法を含む(骨盤底)電気刺激療法(electrical stimulation：ES), 磁気刺激療法(magnetic stimulation：MS), 体内植込み式［仙骨神経変調療法(sacral neuromodulation：SNM)］など種々のものがある[17-19]. わが国では干渉低周波療法と, MS, SNM が保険適用となっているが, NE での適用はない.

近年, 小児の OAB や NE(単一症候性 NE, 非単一症候性 NE)に対しての ES, MS の RCT による報告が欧米で散見されるが, 単一症候性 NE に対する有効性は概して低い.

❶ 骨盤底電気刺激療法

作用機序としては, 第 2～4 仙髄の領域における求心神経の電気刺激が, 骨盤神経(副交感

神経)遠心性神経を抑制するため，あるいは下腹神経(交感神経)の刺激により，排尿筋の収縮を抑制すると考えられている[16,17]．小型の刺激装置を用いて家庭で行える治療で，刺激電極としては，肛門電極，腟電極，表面電極，および干渉低周波がある．排尿筋収縮抑制の有効な刺激条件としては，筋収縮が起こりにくくなる20 Hz以下(5〜20 Hz)がよいとされるが，5 Hzのような低周波数では刺激痛が強くなるので，一般に10〜20 Hz程度の周波数が効果的[17]とされている．耐えうる最大刺激で1日2回行うことが多い．一般に刺激電極は，小児では表面電極が使用され［経皮的神経電気刺激療法(transcutaneous electrical nerve stimulation：TENS)］，脛骨神経や第3仙骨孔の上部に電極を貼付するなどの方法が報告されている．

TENSの単一症候性NEに対する効果について，Jørgensenら[20]は，小児(平均9.5歳)の治療抵抗性の単一症候性NEに対してRCTを行った結果，夜尿回数，夜間尿量，最大膀胱容量において sham群と有意差はなく，TENSは有用でないと結論している．一方，非単一症候性NEに対しては，Trsinarら[19]は昼間尿失禁を伴う排尿筋過活動(detrusor overactivity：DO)を有する女児に対して骨盤底ES群(73名)，anal plugのみ(対照群21名)のRCTを行った結果，治癒または改善した患者は骨盤底ES群75%，対照群12%で，有意に($p=0.01$)骨盤底ES群のほうに改善例が多かったと報告している．

a．干渉低周波療法

干渉低周波療法は皮膚表面に複数の電極を貼り，皮膚電気抵抗の低い中周波電流(約4,000 Hz)を通じ，これらの中周波電流が体内で交差することによってうなり様に発生する干渉波により体内深部にある神経，筋組織を刺激し，頻尿，尿失禁を治療する方法である．

小児のNE(単一症候性NE)，OABを対象としたRCTによる報告は少ない．

b．経皮的(後)脛骨神経刺激療法

経皮的(後)脛骨神経刺激療法(transcutaneous tibial nerve stimulation：TTNS)は，S3領域の末梢神経(後脛骨神経)が走行する後脛骨筋から内側足底の皮膚表面(内果付近)に電極を貼り，電気刺激する方法である．

Ferroniら[21]は，皮膚電極でのTTNSを22名の小児(平均11.4歳)のNE患者に行い，2週間の夜尿回数は治療中9.0回から6.8回へ減少し($p<0.01$)，治療後も7.2回と減少を維持したことを報告した．一方，Patidarら[22]は，皮膚電極でのTTNSを40名の小児の治療抵抗性OAB患者に対して行い，治療群ではOAB症状の緩解66.7%，著明な改善27.8%で，sham群では著明な改善が6.3%であったと報告している．

c．傍仙骨部経皮的神経電気刺激療法

仙骨上の皮膚に電極を貼り，電気刺激する方法である．小児の単一症候性NE患者45名に対しては，Oliveiraら[23]は傍仙骨部経皮的神経電気刺激療法(parasacral TENS)と行動療法の併用療法と行動療法単独のRCTを計6か月行い，治療後，夜尿イベントは併用療法群49.5%，行動療法単独群31.2%($p=0.02$)となり，著明な改善は併用療法群61.8%，行動療法単独群37.3%($p=0.0038$)であったと報告した．一方，Lordêloら[24]は非単一症候性NE患者19名(平均9.1歳)に対してparasacral TENSを行った結果，NEの寛解42%，週1回未満21%，不変32%，悪化5%であったことを報告した．また，同グループ[25]による昼間尿失禁患者36名に対するバイオフィードバック訓練との比較では，NEには効果がなかったが，OAB症状に対しては両群とも約60%の有効であったと報告している．

❷ 磁気刺激療法

MS は，電気刺激と機序は同様であるが，衣服，皮膚，骨などを貫通してしまうので，肛門や腟電極を挿入することなく，着衣のまま，非侵襲的に，神経，筋組織を刺激することができる．刺激する標的は仙髄神経か骨盤底である．

Khedra ら[26]は，41 名の小児の単一症候性 NE 患者を対象とした RCT を行い，夜尿回数はMS 群では週 5.7 回から 0.3 回へ，sham 群では週 6.5 回から 1.8 回へ減少し，終了後 1 か月での治療効果は，治療群では週 1.0 回と持続したが，sham 群では 5.2 回とベースラインへ戻ったことを報告した．一方，Kim ら[27]は，42 名の小児の単一症候性 NE または非単一症候性 NE患者の検討では，両群とも膀胱容量は増加し（$p<0.05$），非単一症候性 NE 群では昼間の頻尿，尿失禁の改善がみられたが（$p<0.05$），夜尿回数の改善は両群とも認めなかったことを報告した．

❸ 体内植込み式

SNM は，体内への植込み型の刺激装置とリードを介して仙骨神経を継続的に電気刺激し，難治性の尿失禁，OAB，便失禁（fecal incontinence）の症状改善を図る治療である．リードの挿入と刺激装置の埋め込みが必要で，計 2 回の手術が必要となる．小児の単一症候性 NE，OABを対象とした RCT による報告はない．

IV. 経尿道的ボツリヌス毒素膀胱壁内注入療法

❶ 経尿道的ボツリヌス毒素膀胱壁内注入療法の位置づけ

経尿道的ボツリヌス毒素膀胱壁内注入療法が，2019 年 12 月にわが国で難治性の OAB または神経因性膀胱における尿失禁に対して保険適用となった．ただし現時点では，小児（15 歳未満）では適応がない．また，NE に対しては海外においても積極的に施行されている状況ではなく，ICCS の診療指針では，デスモプレシン（またはアラーム療法），抗コリン薬，抗うつ薬に続く治療法として位置づけられている[28,29]．あくまでも専門家が施行すべき治療で，エビデンスレベル IV として紹介されたにとどまっている．NE を伴う OAB 患者での知見は集積されつつあり，今後期待される治療法である．

❷ 経尿道的ボツリヌス毒素膀胱壁内注入療法の薬理作用

ボトックス® は A 型ボツリヌス毒素製剤である．神経毒素で，末梢の神経筋接合部分における神経終末内でのアセチルコリン放出抑制により神経筋伝達を阻害し，筋弛緩作用を示す．

❸ 経尿道的ボツリヌス毒素膀胱壁内注入療法の適応

わが国においては，1996 年に「眼瞼けいれん」，2000 年に「片側顔面けいれん」，2001 年に「痙性斜頚」に対して承認となった．その後，2010 年に「上肢痙縮」，「下肢痙縮」，2012年に「重度の原発性腋窩多汗症」，2015 年に「斜視」，2018 年に「けいれん性発声障害」に承認された．泌尿器科学分野では，2019 年に「既存治療で効果不十分又は既存治療が適さないOAB における尿意切迫感，頻尿および切迫性尿失禁」および「既存治療で効果不十分又は既

存治療が適さない神経因性膀胱による尿失禁」に対して承認された．現時点では，成人（15歳以上）にのみ保険適用があり，小児での保険適用はない．

④ 経尿道的ボツリヌス毒素膀胱壁内注入療法の使用方法[30]

承認条件に基づき，「医薬品リスク管理計画の策定および実施」，「使用医師の限定（講習および実施セミナー参加医師のみ）」，「使用施設での納入記録および失活・廃棄の管理記録の徹底」の条項を満たす必要がある．

実際の投与にあたっては，硬性または軟性膀胱鏡を用いて膀胱後壁に20か所（OABの場合）で粘膜下に投与する．各注射部位の間隔は約1cm，注射針の侵入深度は約2mmと細かい規定がある．

⑤ 経尿道的ボツリヌス毒素膀胱壁内注入療法の使用上の注意

効果が一時的でOABでは4〜8か月で消失し，投与を繰り返す必要がある．投与を長期間繰り返した場合，中和抗体の産生により効果が認められなくなることがある．

⑥ 経尿道的ボツリヌス毒素膀胱壁内注入療法のこれまでの知見

特発性膀胱排尿筋過活動（idiopathic bladder detrusor overactivity：IDO）に対する使用経験としては，21名の対照のない観察研究[31]では，100単位を注入して9名（43%）で著効し，8名は1年以上症状が消失した．その後，小児のIDO患者に対する観察研究が行われ[32]，46%の患者で改善したと報告された[33]．英国では小児泌尿器科医の81%にoff-label useであるが，小児のIDO患者に対する本剤の使用経験がある[34]．

昼間尿失禁を伴うNE患者での報告も散見される．難治性の昼間尿失禁を伴うNE患者8名の対照のない観察研究[35]によると，尿流動態検査（urodynamic study：UDS）で膀胱の不安定性を確認した患者では，治療アドヒアランスの改善と無抑制収縮の減少を認め，昼間尿失禁の回数が有意に減少した．また，夜尿回数も有意に減少した．最近では夜尿を伴う257名の小児OAB患者の報告がある．OABでの奏効率は53%であったが，NEに対する奏効率は21%[36]であった．経尿道的ボツリヌス毒素膀胱壁内注入療法の歴史および小児患者への使用の可能性については，最新の総説を参照されたい[37]．

文献

1) Yoshida M, Kakizaki H, Takahashi S, et al. Long-term safety and efficacy of the novel β3-adrenoreceptor agonist vibegron in Japanese patients with overactive bladder：a phase III prospective study. Int J Urol 2018；25：668-75.

2) Yoshida M, Takeda M, Gotoh M, et al. Vibegron, a novel potent and selective β3-adrenoreceptor agonist, for the treatment of patients with overactive bladder：a randomized, double-blind, placebo-controlled phase 3 study. Eur Urol 2018；73：783-790.

3) Yoshida M, Takeda M, Gotoh M et al. Efficacy of novel β3-adrenoreceptor agonist vibegron on nocturia in patients with overactive bladder：a post-hoc analysis of a randomized, double-blind, placebo-controlled phase 3 study. Int J Urol 2019；26：369-375.

4) Fujinaga S, Watanabe Y, Nakagawa M. Efficacy of the novel selective β3-adrenoreceptor agonist vibegron for treatment-resistant monosymptomatic nocturnal enuresis in children. Int J Urol 2020；27：693-694.

5) 赤司俊二，藤永周一郎．小児難治性夜尿症に対するVibegron投与の有効性と安全性の検討：a retrospective observation study．夜尿症研究 2020；25：27-34.

6) 日本夜尿症学会編．夜尿症診療ガイドライン2016．東京：診断と治療社．2016.

7) 秋葉哲生．医療用漢方製剤の歴史．日東洋医誌 2010；61：881-888.

8) 松田治己，寺沢捷年，高橋宏三．漢方治療が奏効した夜尿症の2症例．日東洋医誌 1989；39：273-277.

9) 石田和之，佐籐　弘．六味丸が著効した夜尿症の兄弟例．日東洋医誌 2009；60：635-639.

10) 上仁数義，中村真俊，森　友莉，他．＜特集：夜尿症＞漢方薬．小児内科 2020；52：1658-1661.

11) 竹谷徳雄．夜尿症の発症機序からみた漢方療法．日東洋医誌 1989；39：185-190.

12) Ohtomo Y, Umino D, Takada M, et al. Traditional Japanese medicine, Yokukansan, for the treatment of nocturnal enuresis in children. Pediatr Int 2013；55：737-740.

13) 小川由英，外間実裕，排尿異常に対する漢方診療．外科治療 2007；97：482-488.

14) 萬谷直樹，岡　洋志，佐橋佳郎，他．甘草の使用量と偽アルドステロン症の頻度に関する文献的調査．日東洋医誌 2015；66：197-202.

15) 本間行彦．小柴胡湯による間質性肺炎．日東洋医誌 2001；52：287-295.

16) 日本排尿機能学会過活動膀胱診療ガイドライン作成委員会編．過活動膀胱診療ガイドライン．第 2 版．東京：リッチヒルメディカル．2014：162-169.

17) Yamanishi T, Yasuda K, Sakakibara R, et al. A randomized, double-blind study of electrical stimulation for urinary incontinence due to detrusor overactivity. Urology 2000；55：353-357.

18) Yamanishi T, Homma Y, Nishizawa O, et al. Multicenter, randomized, sham-controlled study on the efficacy of magnetic stimulation for women with urgency urinary incontinence. Int J Urol 2014；21：395-400.

19) Trsinar B, Kraij B. Maximal electrical stimulation in children with unstable bladder and nocturnal enuresis and/or daytime incontinence：a controlled study. Neurourol Urodyn 1996；15：133-142.

20) Jørgensen CS, Kamperis K, Borch L, et al. Transcutaneous electrical nerve stimulation in children with monosymptomatic nocturnal enuresis：a randomized, double-blind, placebo controlled study. J Urol 2017 198：687-693.

21) Ferroni MC, Chaudhry R, Shen B, et al. Transcutaneous electrical nerve stimulation of the foot：results of a novel at-home, noninvasive treatment for nocturnal enuresis in children. Urology 2017；101：80-84.

22) Patidar N, Mittal V, Kumar M, et al. Transcutaneous posterior tibial nerve stimulation in pediatric overactive bladder：a preliminary report. J Pediatr Urol 2015；11：351.e1-6.

23) de Oliveira LF, de Oliveira DM, da Silva de Paula LI, et al. Transcutaneous parasacral electrical neural stimulation in children with primary monosymptomatic enuresis：a prospective randomized clinical trial. J Urol 2013；190：1359-1363.

24) Lordêlo P, Benevides I, Kerner EG, et al. Treatment of non-monosymptomatic nocturnal enuresis by transcutaneous parasacral electrical nerve stimulation. J Pediatr Urol 2010；6：486-489.

25) Barroso U Jr, Lordêlo P, Lopes AA, et al. Nonpharmacological treatment of lower urinary tract dysfunction using biofeedback and transcutaneous electrical stimulation：a pilot study. BJU Int 2006；98：166-171.

26) Khedr EM, Elbeh KA, Baky AA, et al. A double-blind randomized clinical trial on the efficacy of magnetic sacral root stimulation for the treatment of monosymptomatic nocturnal enuresis. Restor Neurol Neurosci 2015；33：435-445.

27) Kim JW, Kim MJ, Noh JY, et al. Extracorporeal pelvic floor magnetic stimulation in children with voiding dysfunction. BJU Int 2005；95：1310-1313.

28) Franco I, von Gontard A, De Gennaro M. Evaluation and treatment of nonmonosymptomatic nocturnal enuresis：A standardization document from the International Children's Continence Society, J Pediatr Urol 2013；9：234-243.

29) Nevéus T, Fonseca E, Franco I, et al. Management and treatment of nocturnal enuresis：an updated standardization document from the International Children's Continence Society. J Pediatr Urol 2020；16：10-19.

30) 「ボトックス注用 50 単位，100 単位」総合製品情報，グラクソ・スミスクライン．https://jp.gsk.com/media/635946/botox-guide.pdf（accessed on Apr 13, 2021）

31) Hoebeke P, De Caestecker K, Vande Walle J, et al. The effect of botulinum-A toxin in incontinent children with therapy resistant overactive detrusor. J Urol 2006；176：328-330.

32) Greer T, Abbott J, Breytenbach W, et al. Ten years of experience with intravesical and intrasphincteric onabotulinum toxin A in children. J Pediatr Urol 2016；12：94.e1-6.

33) Ingham J, Angotti R, Lewis M, et al. Onabotulinum toxin A in children with refractory idiopathic overactive bladder：medium-term outcomes. J Pediatr Urol 2019；15：32.e1-32.e5.

34) Melling CV, Goyal A. Current pharmacological management of idiopathic overactive bladder in children in the UK：a national survey of practice, J Pediatr Urol 2020；16：37.e1-37.e8.

35) Léon P, Jolly C, Binet A, et al. Botulinum toxin injections in the management of non-neurogenic overactive bladders in children. J Pediatr Surg 2014；49：1424-1428.

36) Ringoir A, Dhondt B, De Bleser E, et al. Intradetruser onabotulinum-a toxin injections in children with therapy-resistant idiopathic detrusor overactivity：a retrospective study. J Pediatr Urol 2020；16：181.e1-181.e8.

37) 内藤泰行，安食　淳，浮村　理．ボツリヌス毒素膀胱内注入療法の可能性．小児内科 2020；52：1674-1677.

Clinical Question
(CQ)

夜尿症の診療において積極的な治療は推奨されるか？

推奨	推奨グレード
患者・家族が悩んでいる場合には，積極的に治療を行うことを推奨する．	1C

解説

　　夜尿は小児の成長とともに治っていくものとされているが，0.5～数％は解消されないまま成人へと移行する[1,2]．また，夜尿症（nocturnal enuresis：NE）の既往を有する小児が，成人になって切迫性尿失禁などの別の下部尿路症状（lower urinary tract symptoms：LUTS）を発症する可能性が高率という報告[3,4]もある．さらに，小児の NE 患者の自尊心や健康関連 QOL（health related quality of life：HRQOL）が損なわれていることが報告され，治療により損なわれた自尊心や HRQOL を回復できる可能性がある．国際小児禁制学会（International Children's Continence Society：ICCS）でも，NE が解消しないことによる精神的・社会的弊害は大きく，治療に取り組むことの重要性を唱えている[5,6]．これらのことから，患者や家族が治療を希望する場合には，積極的な治療により，患者やその家族が得ることのできる利益は大きいと考えられる．

I. 小児の夜尿症患者の自尊心

　　オランダの Theunis ら[7]は，治療抵抗性の NE 患者 50 例（男児 27 例，女児 23 例．平均年齢 9.8 歳）の検討を行った．その結果，NE 患者は夜尿のない対照群と比べて，有意に自尊心が低く，自分の外見に劣等感を抱いており，学校での成績や評価については有意ではないがネガティブな気持ちをもっている傾向があった．また，8～9 歳よりも 10～12 歳の高い年齢で劣等感はより強く，女児で有意に劣等感が強くみられたという．スウェーデンの Hägglöf ら[8,9]は，一次性 NE 患者 25 例，昼間尿失禁 13 例，合併例 22 例などの検討を行った．NE 患者は対照群に比べて，心の健康，才能，保護者との関係，他人との関係のすべてが有意に低下していたが，ボディーイメージの低下はみられなかったとしている．昼間尿失禁の症例では NE のみの症例に比べて有意な低下がみられたという．6 か月の治療後に最低 1 か月以上夜尿が消失した症例では，改善を認めない症例に比べて著明に自尊心の回復がみられたという．カナダの Longstaffe ら[10]は 182 例の NE 患者の治療前後の検討を行い，NE の治療により，NE 患者の自尊心の低下が回復し，小児の行動に対する保護者の評価が高まり，さらに

治療継続のコンプライアンスが向上することを明らかにした.

　NE による自尊心の低下は，①NE の重症例[11]，②非単一症候性 NE の症例[8]，③昼間尿失禁を伴う症例[9,12]，④治療の不応を繰り返した例[7]に生じやすい傾向があることにも留意する.

II. 小児の夜尿症患者とその親の健康関連 QOL

　わが国でも，Naitoh ら[13]が，小児の様々な慢性疾患の治療効果判定に使用されることに注目し，139 例の NE 患者とその保護者の HRQOL の検討を行った. NE では，患者のみならず保護者の HRQOL も損なわれており，適切な治療により HRQOL が改善することを明らかにした.

　オランダの Van Tijen ら[14]は，8～18 歳の NE 患者 98 例での検討を行い，夜尿は保護者の離別，保護者の争いに続き，3 番目に強い精神的外傷をもたらす要因であり，いじめや仲間外れよりも上位であることを明らかにした. さらに，トルコの Iscan らは，上記報告と同様に NE 患者の HRQOL の検討をしているが，そのなかで二次性の単一症候性 NE 患者や，治療を受けていない NE 患者の HRQOL も低いことを報告した. これらの知見は，たとえそれが二次性であっても NE の積極的な治療の必要性を強くサポートするものである[15].

（パネル会議・審議結果）

　NE は，患者のみならず，世話をするその親の HRQOL にも影響を与える. NE が解消しないことによる精神的・社会的弊害は大きく，治療に取り組むことの重要性は高いと考えられ，本人や親が困っている場合には治療を積極的に進めるべきと判断し，推奨度グレードは 1C とした.

　審議結果，可（10 名），不可（0 名），要修正（0 名）.

（文献検索式）

● PubMed（文献検索日：2020 年 11 月 30 日）

（bedwetting OR bed-wetting OR "nocturnal enuresis"［mesh］OR "enuresis"［mesh］）AND（urodynamics OR "urodynamic test" OR "urodynamic study" OR selfesteem OR pride OR psychology［sh］OR "quality of life"［mesh］）AND 1940［dp］：2020/09［dp］AND（english［la］OR japanese［la］）
検索結果：1,002 件

● 医中誌（文献検索日：2020 年 11 月 30 日）

（（夜間遺尿症/TH or 夜尿症/AL）or（夜間遺尿症/TH or 夜尿/AL））and（プライド/AL or（自己概念/TH or 自尊心/AL）or（生活の質/TH or 生活の質/AL）or 心理/AL）and（PT＝会議録除く）and DT＝1940：2020
検索結果：139 件

さらに検索された文献の参考文献や総説などのなかから，委員会で検討し重要と判断した文献も含めた.

（文献）

1) Hirasing RA, van Leerdam FJ, Bolk-Bennink L, et al. Enuresis nocturna in adults. Scand J Urol Nephrol 1997；31：533-536.
2) Yeung CK, Sihoe JD, Sit FK, et al. Characteristics of primary nocturnal enuresis in adults：an epidemiological study. BJU Int 2004；93：341-345.
3) Kuh D, Cardozo L, Hardy R. Urinary incontinence in middle aged women：childhood enuresis and other lifetime risk factors in a British prospective cohort. J Epidemiol Community Health 1999；53：453-458.

4） Coyne KS, Kaplan SA, Chapple CR, et al. Risk factors and comorbid conditions associated with lower urinary tract symptoms：Epi-LUTS. BJU Int 2009；103：24-32.

5） Nevéus T, Eggert P, Evans J, et al. Evaluation of and treatment for monosymptomatic enuresis：a standardization document from the International Children's Continence Society. J Urol 2010；183：441-447.

6） Nevéus T. Nocturnal enuresis：theoretical background and practical guidelines. Pediatr Nephrol 2011；26：1207-1214.

7） Theunis M, Van Hoecke E, Paesbrugge S, et al. Self-image and performance in children with nocturnal enuresis. Eur Urol 2002；41：660-667.

8） Hägglöf B, Andrén O, Bergström E, et al. Self-esteem before and after treatment in children with nocturnal enuresis and urinary incontinence. Scand J Urol Nephrol Suppl 1997；183：79-82.

9） Hägglöf B, Andrén O, Bergström E, et al. Self-esteem in children with nocturnal enuresis and urinary incontinence：improvement of self-esteem after treatment. Eur Urol 1998；33（Suppl 3）：16-19.

10） Longstaffe S, Moffatt ME, Whalen JC. Behavioral and self-concept changes after six months of enuresis treatment：a randomized, controlled trial. Pediatrics 2000；105：935-940.

11） Joinson C, Heron J, von Gontard A. Psychological problems in children with daytime wetting. Pediatrics 2006；118：1985-1993.

12） Wagner WG, Smith D, Norris WR. The psychological adjustment of enuretic children：a comparison of two types. J Pediatr Psychol 1988；13：33-38.

13） Naitoh Y, Kawauchi A, Soh J, et al. Health related quality of life for monosymptomatic enuretic children and their mothers. J Urol 2012；188：1910-1914.

14） Van Tijen NM, Messer AP, Namdar Z. Perceived stress of nocturnal enuresis in childhood. Br J Urol 1998；81（Suppl 3）：98-99.

15） Iscan B, Ozkayın N. Evaluation of health-related quality of life and affecting factors in child with enuresis. J Pedia. Urol 2020；16：195. e1-195. e7.

要約
すべての夜尿症患者に対して，初期診療で尿検査を行う．
夜尿以外の症状を認める患者に対して，血液検査を検討する．

解説

I. 尿検査

夜尿症（nocturnal enuresis：NE）患者では，初期診療において全例で尿検査を行うべきである[1,2]．尿検査（定性・沈渣・尿比重または尿浸透圧）によって，糖尿病，尿崩症（diabetes insipidus），潜在的な尿路感染症のスクリーニングが可能である．特に急に出現した NE をみた場合には必ず尿検査を行う[3]．なお，尿培養は必須ではないが，非単一症候性 NE で膀胱炎による膀胱刺激症状を疑う場合や，白血球尿や亜硝酸塩尿を認める場合に，尿培養を検討する[4]．たんぱく尿や血尿を認める場合には，腎糸球体疾患の可能性があるので注意する．ただし，体位性たんぱく尿や女児の場合の月経血混入など病的意義に乏しい疑陽性もしばしば認めるため，必要に応じて複数回の尿検査を検討する．

また，わが国では NE に対するデスモプレシンの保険診療の条件に「本剤使用前に観察期を設け，起床時尿を採取し，夜尿翌朝尿浸透圧の平均値が 800 mOsm/L 以下あるいは尿比重の平均値が 1.022 以下を目安とし，尿浸透圧あるいは尿比重が低下していることを確認すること」とある．そのため保険診療内でデスモプレシンを処方する場合は，あらかじめ尿浸透圧または尿比重の測定でこれらが低下していることを確認する（CQ6 参照）．夜尿があった翌朝の起床時尿では尿浸透圧や尿比重が正確ではない可能性があるため，夜尿がなかった翌朝の起床時尿で測定するのが望ましい．なお，欧米ではデスモプレシンの処方に際して尿濃縮の程度の評価は不問である．

II. 血液検査

NE 患者に対して初期診療におけるルーチンの血液検査は不要である[1-3]．しかし，表1に示すような夜尿以外の何らかの身体症状を随伴している NE 患者に対しては，尿検査ととも

表1 追加評価を検討すべき代表的な徴候

追加すべき徴候 （warning signs）	検査		想定される疾患
	尿検査	血液検査	
体重減少，成長障害，悪心	尿糖	血清クレアチニン	糖尿病，慢性腎不全
異常な口渇，夜間多飲	尿糖 早朝尿浸透圧	血清クレアチニン	糖尿病，尿崩症
急に出現した二次性夜尿症	尿糖	—	糖尿病
その他，夜尿に加えて何らかの随伴症状を伴う	必要に応じて，尿検査・血液検査を検討する		

（Nevéus T, et al. J Pediatr Urol 2020；16：10-19 より改変）

表2 日本人小児の年齢，男女別の血清クレアチニン基準値（mg/dL）

年齢	2.5 パーセンタイル		50 パーセンタイル		97.5 パーセンタイル	
3〜5 か月	0.14		0.20		0.26	
6〜8 か月	0.14		0.22		0.31	
9〜11 か月	0.14		0.22		0.34	
1 歳	0.16		0.23		0.32	
2 歳	0.17		0.24		0.37	
3 歳	0.21		0.27		0.37	
4 歳	0.20		0.30		0.40	
5 歳	0.25		0.34		0.45	
6 歳	0.25		0.34		0.48	
7 歳	0.28		0.37		0.49	
8 歳	0.29		0.40		0.53	
9 歳	0.34		0.41		0.51	
10 歳	0.30		0.41		0.57	
11 歳	0.35		0.45		0.58	
	男児	女児	男児	女児	男児	女児
12 歳*	0.40	0.40	0.53	0.52	0.61	0.66
13 歳	0.42	0.41	0.59	0.53	0.80	0.69
14 歳	0.54	0.46	0.65	0.58	0.96	0.71
15 歳	0.48	0.47	0.68	0.56	0.93	0.72
16 歳	0.62	0.51	0.73	0.59	0.96	0.74

＊：12 歳以降の基準値は男女別.
［小児慢性腎臓病（小児 CKD）・小児の「腎機能障害の診断」と「腎機能評価」の手引き編集委員会. 小児慢性腎臓病（小児 CKD）・小児の「腎機能障害の診断」と「腎機能評価」の手引き. 東京：診断と治療社. 2019：2-15］

に血液検査を含めた追加評価を検討する[5]．

　特に初期診療において体重減少，成長障害，悪心の症状があれば，尿糖の評価に加えて血清クレアチニン（Cre）を確認し，腎機能障害の有無を確認する．異常な口渇や夜間の多飲が認められる場合には，尿糖・尿浸透圧の評価に加え，血清 Cre の評価を検討する．なお，血清 Cre 値を評価する際は，年齢や性別，体格（筋肉量）によって基準値が異なることに留意する[6]．日本人小児の年齢，男女別の血清 Cre 基準値を表 2 に示す．

審議結果

可（10 名），不可（0 名），要修正（0 名）．

文献検索式

● PubMed（文献検索日：2020 年 11 月 30 日）

（"nocturnal enuresis/blood"［mesh］OR "nocturnal enuresis/urine"［mesh］OR "enuresis/blood"［mesh］OR "enuresis/urine"［mesh］）AND 1940［dp］：2020/09［dp］AND（english［la］OR japanese［la］）
検索結果：86 件

● 医中誌（文献検索日：2020 年 11 月 30 日）

（（夜間遺尿症/TH or 夜尿症/AL）or（夜間遺尿症/TH or 夜間遺尿症/AL）or（夜間遺尿症/TH or 夜尿/AL））and（（検尿/TH or 検尿/AL）or（血液学的検査/TH or 血液学的検査/AL））and（PT＝会議録除く）and DT＝1940：2020
検索結果：37 件

さらに検索された文献の参考文献や総説などのなかから，委員会で検討し重要と判断した文献も含めた．

文献

1）Nevéus T, Eggert P, Evans J, et al. Evaluation of and treatment for monosymptomatic enuresis：a standardization document from the International Children's Continence Society. J Urol 2010；183：441-447.
2）Robson WL. Clinical practice. Evaluation and management of enuresis. N Engl J Med 2009；360：1429-1436.
3）Bogaert G, Stein R, Undre S, et al. Practical recommendations of the EAU-ESPU guidelines committee for monosymptomatic enuresis-Bedwetting. Neurourol Urodyn 2020；39：489-497.
4）Traisman ES. Enuresis：evaluation and treatment. Pediatr Ann 2015；44：133-137.
5）Nevéus T, Fonseca E, Franco I, et al. Management and treatment of nocturnal enuresis：an updated standardization document from the International Children's Continence Society. J Pediatr Urol 2020；16：10-19.
6）小児慢性腎臓病（小児 CKD）・小児の「腎機能障害の診断」と「腎機能評価」の手引き編集委員会．小児慢性腎臓病（小児 CKD）・小児の「腎機能障害の診断」と「腎機能評価」の手引き．東京：診断と治療社．2019：2-15.

CQ 2

2-2 夜尿症の診療において腹部超音波検査は推奨されるか？

要約
初期診療において，超音波検査を一律に施行する必要はない．
昼間の下部尿路症状がウロセラピーや便秘治療で改善しない非単一症候性夜尿症患者に対して，超音波検査による残尿測定を検討する．

解説

　　超音波検査は腎・下部尿路・直腸の解剖学的所見を得ることができる非侵襲的な検査であり，膀胱容量や残尿を算出することで下部尿路機能を評価することができる．ただ夜尿症（nocturnal enuresis：NE）の初期診療として，器質的な腎尿路異常をスクリーニングする目的で超音波検査を行うことの有用性は限定的である．

　　超音波検査による下部尿路機能の評価に関しては，昼間の下部尿路症状（lower urinary tract symptoms：LUTS）がウロセラピー（urotherapy）や便秘治療で改善しない非単一症候性 NE に対しては有用である．

　　また超音波検査で直腸横径を測定することで便秘の有無を把握することができるが，これに関しては総論 5，CQ2-3 を参照されたい．

I. 器質的な尿路異常

　　NE をきたす可能性のある器質的な腎尿路異常としては水腎症，低形成・異形成腎，異所性尿管などがある（総論 1）．

　　超音波検査で器質的な腎尿路異常所見を認める割合は単一症候性 NE で 1.4〜12.54%[1-3]，非単一症候性 NE で 6.4〜15.3%[1]，と報告されている．

　　また，NE を有さない正常群と比較した報告では，単一症候性 NE（2.83%）と正常群（1.75%）で統計学的有意差はなかったいという報告がある一方で[2]，非単一症候性 NE 群，単一症候性 NE 群，および正常群の順番で器質的な解剖学的異常所見を認める割合が高かったという報告[1]があり，議論の余地がある．Kovacevic らは単一症候性 NE 群（279 例）のほうが正常群（279 例）より超音波検査で器質的な腎尿路異常を認める割合が高い［単一症候性 NE 群 35 例（12.54%），正常群 15 例（5.38%）］が，このうち単一症候性 NE 群 12 例（4.3%），正常群 23 例（8.24%）は医学的な介入が不要な症例であり，この割合に有意差はなかった（$p = 0.08$）と報

表1　小児の残尿量の異常所見

4～6歳	・1回の残尿測定：残尿が 30 mL 以上もしくは膀胱容量の 21% 以上 ・複数回の残尿測定（推奨）：20 mL 以上もしくは膀胱容量の 10% 以上
7～12歳	・1回の残尿測定：残尿が 20 mL 以上もしくは膀胱容量の 15% 以上 ・複数回の残尿測定（推奨）：10 mL 以上もしくは膀胱容量の 6% 以上

推定膀胱容量（expected bladder capacity：EBC）
・排尿量が EBC の 50% 未満や 115% 以上ではないときに測定する.
・排尿後 5 分以内に計測する.
・EBC＝[（年齢（歳）＋1）×30 mL].
・膀胱容量＝排尿量＋残尿.
（Chang SJ, et al. Neurourol Urodyn 2013；32：1014-1018 より改変）

告[3] している. ただし, 単一症候性 NE 群のうち超音波検査で異常を認めた症例群のほうが治療抵抗性であったと報告している[3]. 非単一症候性 NE に関しては, 超音波検査による器質的な異常所見と昼間の LUTS に対する治療の反応性に関連はないという報告がある[4].

　以上より, NE の初期診療として超音波検査を行った場合に, 臨床的に問題となる, 器質的な腎尿路異常が発見される確率は高くはなく, また発見された器質的な異常が, 夜尿や昼間の LUTS の治療経過に影響するという明らかなエビデンスはないため, 初期診療として超音波検査を一律に施行する必要はない.

II. 下部尿路機能の評価

1 残尿

　小児の残尿量に関して, 国際小児禁制学会（International children's continence society：ICCS）は 2006 年には常時 20 mL 以上の残尿がある場合は異常であると述べているが[5], その根拠は示されていない. 2013 年に台湾の Chang らは小児の残尿量の異常所見（表1）[6]を提示し, 2014年に ICCS からも紹介[7]されている.

　単一症候性 NE 群と正常群の残尿量に有意差はないという報告がある[2]. また単一症候性 NE 患者において, 初期尿意排尿時で残尿がない症例の 53% は最大尿意で排尿すると残尿が生じるという報告がある[8].

　非単一症候性 NE 患者の 22% で, 表1 の基準での残尿量の異常所見があるという報告がある[4]. 残尿率が 10% 以上の症例の割合は単一症候性 NE 群よりも非単一症候性 NE 群で高く（12.9% vs. 42.6%）, 非単一症候性 NE 群のなかでは年齢が高くなるほど残尿率 10% 以上の患者が多くなり, 10～11 歳では 87.5% であったという報告がある[9]. また非単一症候性 NE 患者で治療開始前に残尿量の異常所見があると, 昼間の LUTS に対する治療の反応性が悪いという報告がある[4].

　以上より, 昼間の LUTS がウロセラピーや便秘治療で改善しない非単一症候性 NE 患者（総論 5 参照）に対しては, 超音波検査による残尿測定を検討する.

② 膀胱壁厚（BWT）

　超音波検査で測定した膀胱壁厚（bladder wall thickness：BWT）や排尿量/BWTで求めた指標（bladder volume wall index：BVWI）でNEや昼間のLUTSの治療反応性が予測できるという報告があるが，現時点では研究の域を出ない[4,10-15]．

　BWTの正常値は存在しない[7]が，3 mm以上を異常値とする研究[4,10,16]が多い．またBWTの測定値は，膀胱容量と異なり，検者間での差が出やすいことが指摘されている[17]．

審議結果

可（10名），不可（0名），要修正（0名）．

文献検索式

● PubMed（文献検索日：2021年1月7日）

（bedwetting OR bed-wetting OR "nocturnal enuresis" [mesh] OR "enuresis" [mesh]）AND ultrasonography [mesh] AND 1940 [dp]：2020 [dp] AND（english [la] OR japanese [la]）
検索結果：52件

● 医中誌（文献検索日：2021年1月7日）

（（夜間遺尿症/TH or 夜尿症/AL）or（夜間遺尿症/TH or 夜間遺尿症/AL）or（夜間遺尿症/TH or 夜尿/AL））and（（超音波診断/TH or 超音波診断/AL））and（PT＝会議録除く）and DT＝1940：2020
検索結果：35件

さらに検索された文献の参考文献や総説などのなかから，委員会で検討し重要と判断した文献も含めた．

文献

1) Järvelin MR, Huttunen NP, Seppänen J, et al. Screening of urinary tract abnormalities among day and nightwetting children. Scand J Urol Nephrol 1990；24：181-189.

2) Cayan S, Doruk E, Bozlu M, et al. Is routine urinary tract investigation necessary for children with monosymptomatic primary nocturnal enuresis? Urology 2001；58：598-602.

3) Kovacevic L, Wolfe-Christensen C, Mirkovic J, et al. Renal bladder ultrasound evaluation in monosymptomatic primary nocturnal enuresis：is it really necessary? Pediatr Nephrol 2014；29：1189-1194.

4) Beksac AT, Koni A, Bozacı AC, et al. Postvoidal residual urine is the most significant non-invasive diagnostic test to predict the treatment outcome in children with non-neurogenic lower urinary tract dysfunction. J Pediatr Urol 2016；12：215.e1-8.

5) Nevéus T, von Gontard A, Hoebeke P, et al. The standardization of terminology of lower urinary tract function in children and adolescents：report from the Standardisation Committee of the International Children's Continence Society. J Urol 2006；176：314-324.

6) Chang SJ, Chiang IN, Hsieh CH, et al. Age- and gender-specific nomograms for single and dual post-void residual urine in healthy children. Neurourol Urodyn 2013；32：1014-1018.

7) Austin PF, Bauer SB, Bower W, et al. The standardization of terminology of lower urinary tract function in children and adolescents：update report from the Standardization Committee of the International Children's Continence Society. J Urol 2014；191：1863-1865.e13.

8) 相川　務，笠原多加幸．就寝前に10分間隔で2回排尿し，2回目の排尿時には下腹部を用手圧迫し腹圧をかけるメリットについて．夜尿症研究 2003；8：65-68.

9) 赤司俊二，村松康男．遺尿症児の超音波による残尿測定の臨床的意義．夜尿症研究 2000；5：15-18.

10) Tafuro L, Montaldo P, Iervolino LR, et al. Ultrasonographic bladder measurements can replace urodynamic study for the diagnosis of non-monosymptomatic nocturnal enuresis. BJU Int 2010；105：108-111.

11) Elsayed ER, Abdalla MM, Eladl M, et al. Predictors of severity and treatment response in children with monosymptomatic nocturnal enuresis receiving behavioral therapy. J Pediatr Urol 2012；8：29-34.

12) Yeung CK, Sreedhar B, Leung VT, et al. Ultrasound bladder measurements in patients with primary nocturnal enuresis：a urodynamic and treatment outcome correlation. J Urol 2004；171（6 Pt 2）：2589-2594.

13）Sreedhar B, Yeung CK, Leung VY, et al. Ultrasound bladder measurements in children with severe primary nocturnal enuresis：pre-treatment and posttreatment evaluation and its correlation with treatment outcome. J Urol 2008；179：1568-1572；discussion 1572.

14）Montaldo P, Tafuro L, Rea M, et al. Desmopressin and oxybutynin in monosymptomatic nocturnal enuresis：a randomized, double-blind, placebo-controlled trial and an assessment of predictive factors. BJU Int 2012；110（8 Pt B）：E381-386.

15）Fuyama M, Ikeda H, Oyake C, et al. Clinical features of, and association of bladder ultrasound and uroflowmetry with, overactive bladder recovery period in children. Pediatr Int 2018；60：569-575.

16）Naseri M, Hiradfar M. Monosymptomatic and non-monosymptomatic nocturnal enuresis：a clinical evaluation. Arch Iran Med 2012；15：702-706.

17）Marzuillo P, Guarino S, Capalbo D, et al. Interrater reliability of bladder ultrasound measurements in children. J Pediatr Urol 2020：16：219.e1-219.e7.

2-3 夜尿症の診療において腹部単純 X 線検査は推奨されるか？

要約

初期診療において，腹部単純 X 線検査を一律に施行する必要はない.

解説

　単一症候性夜尿症(nocturnal enuresis：NE)，非単一症候性 NE ともに便秘の存在がその後の治療反応性に影響するため，便秘の有無が不確かな場合や直腸指診が困難な場合には，便貯留の有無を判定するために，腹部単純 X 線検査を試みてもよい. しかし，腹部単純 X 線検査は被曝の問題があることや，あくまでも便秘を診断するための画像検査の一つであって，NE の診療に対する有用性は限定的あることに留意する必要がある. また，脊髄疾患の鑑別目的で腹部単純 X 線検査を行うことは勧められない.

I. 夜尿症患者に対する腹部単純 X 線検査

　NE 患者における腹部単純 X 線検査は，便秘をきたす基礎疾患を示唆する徴候がみられるときに撮影されることが多い. したがって，問診および診察上で便秘の合併が疑われた場合，もしくは非単一症候性 NE 患者については便秘の合併が高率であるため画像検査を考慮する. ただし，その有用性は便秘それ自体の評価に関しては限定したものであることに留意する[1-3]. 通常は詳細な問診，排便日誌，および直腸指診により，便塞栓*(fecal impaction)から便秘の有無は診断可能である. しかし，直腸指診の同意の得られない場合には，腹部の触診，画像検査を用いて便塞栓の診断をすることも試みてもよいと思われる. また，非侵襲的な検査としては腹部超音波検査による直腸膨大部横径と直腸指診での便塞栓に相関があるという報告もあり，30 mm 以上をカットオフ値として用いられることもある(図1). しかし，X 線検査とともにあくまでも補助的なツールとして用いることを推奨する[4]（総論3，総論5参照）.

　また，国際禁制学会(International Continence Society：ICS)は，潜在性二分脊椎などの脊髄疾患の鑑別目的で腹部単純 X 線検査といった画像検査を使用することを推奨していない[5].

---

*：便塞栓とは，身体所見上，下腹部に硬い便塊を触れる場合，または直腸指診上，大量の便塊によって直腸の拡張を認める場合，腹部単純 X 線所見上，結腸内に大量の便を認める場合をいう[6].

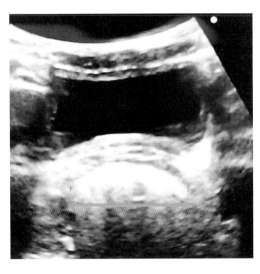

図1 夜尿症患者に認めた30 mm以上の便塞
栓の腹部超音波画像

膀胱を圧排している直径37 mmの便塞栓(矢印).
(画像は,順天堂大学医学部附属浦安病院小児科 西﨑直
人先生の御厚意による)

審議結果

可(10名),不可(0名),要修正(0名).

文献検索式

● PubMed(文献検索日:2021年1月12日)

(bedwetting OR bed-wetting OR "nocturnal enuresis" [mesh] OR "enuresis" [mesh])AND("Radiography" [tw])AND 1940 [dp]:
2020/09 [dp] AND(english [la] OR japanese [la])
検索結果:58件

● 医中誌(文献検索日:2020年11月30日)

((夜間遺尿症/TH or 夜尿症/AL)or(夜間遺尿症/TH or 夜間遺尿症/AL)or(夜間遺尿症/TH or 夜尿/AL))and(腹部X線診断/
TH or 腹部X線診断/AL)and(PT=会議録除く)and DT=1940:2020
検索結果:2件

さらに検索された文献の参考文献や総説などのなかから,委員会で検討し重要と判断した文献も含めた.

文献

1) Nevéus T, Fonseca E, Franco I, et al. Management and treatment of nocturnal enuresis:an updated standardization document from the International Children's Continence Society. J Pediatr Urol 2020;16:10-19.

2) Bogaert G, Stein R, Undre S, et al. Practical recommendations of the EAU-ESPU guidelines committee for monosymptomatic enuresis-Bedwetting. Neurourol Urodyn. 2020;39:489-497.

3) Traisman ES. Enuresis:evaluation and treatment. Pediatr Ann. 2015;44:133-137.

4) Joensson IM, Siggaard C, Rittig S, et al. Transabdominal ultrasound of rectum as a diagnostic tool in childhood constipation. J Urol 2008;179:1997-2002.

5) Roy HA, Nettleton J, Blain C, et al. Assessment of patients with lower urinary tract symptoms where an undiagnosed neurological disease is suspected:a report from an International Continence Society consensus working group. Neurourol Urodyn 2020;39:2535-2543.

6) 日本小児栄養消化器肝臓学会・日本小児消化管機能研究会編. 小児慢性機能性便秘症診療ガイドライン. 東京:診断と治療社. 2013.

2-4 夜尿症の診療において排尿時膀胱尿道造影法（VCUG）は推奨されるか？

要約

初期診療において，VCUG を一律に施行する必要はない．

解説

I. 排尿時膀胱尿道造影法の概要

『夜尿症診療ガイドライン 2016』[1]では，「夜尿症（nocturnal enuresis：NE）の初期診療には排尿時膀胱尿道造影法（voiding cystourethrography：VCUG）は必要ではない．非単一症候性 NE における治療抵抗性の症例などでは，器質的泌尿器疾患の診断のために施行することを提案する（推奨グレード 2D）」とされていた．一方，2020 年の国際小児禁制学会（International Children's Continence Society：ICCS）の診療指針[2]では，「NE の治療抵抗症例でも尿流測定（uroflowmetry：UFM）や腹部超音波検査などの非侵襲的検査を考慮する」とあり，積極的には推奨されていない．

II. 排尿時膀胱尿道造影法の一般的な適応

再発性の尿路感染症があり，膀胱尿管逆流（vesicoureteral reflux：VUR）を疑う場合[3]や，UFM で尿勢低下があり，尿道の病変を疑う場合などが一般的な適応である．VCUG はカテーテル挿入や放射線照射など侵襲を伴う検査であることから，そのリスクを考慮する必要がある[4]．NE 患者における VUR はグレードが低く保存療法での寛解率が高い[5]とされるが，日本における NE 患者 940 名のうち，VCUG による異常所見は 7.1%[6]との報告がある．VUR や機能的・器質的下部尿路疾患は，単一症候性 NE より非単一症候性 NE に多い[7,8]ことから，非単一症候性 NE 患者の一部で施行を考慮する．

III. 排尿時膀胱尿道造影法の施行方法

尿道からのカテーテル挿入，まれには膀胱瘻を用いて膀胱内に造影剤を充満させる．その後，仰臥位，側臥位または座位で排尿させる．この間，腎臓，尿管，膀胱そして尿道の形態を間欠的に記録する．VUR を疑う場合には，カテーテルを抜去せずに複数回のサイクルを施

行する．注入する造影剤の量は，年齢ごとに推定膀胱容量（expected bladder capacity：EBC）を基準として，尿意などを鑑みて調整する[9]．

IV. 排尿時膀胱尿道造影法の検査所見

① 膀胱の形態

①膀胱肉柱形成：神経因性膀胱など排尿障害を伴う患者にみられる膀胱壁の変化[10]．
②膀胱憩室：膀胱頸部を圧迫して排尿障害をきたすことがある[11]．
③尿管瘤：排尿障害をきたしたり，瘤内に結石を形成したりすることがある[12]．

② 尿道の形態

①後部尿道弁（posterior urethral valve：PUV）：近位部の尿道が著明に拡張する．尿道括約筋を区別し難い場合がある．「治療抵抗性の NE のうち，先天性尿道狭窄が 3〜47% でみられた」と報告されている[13-15]（参考 5 参照）．
②前立腺小室：尿道下裂などで認めるミューラー管遺残組織で，尿路感染，排尿後尿滴下の原因となる[16]．

③ 上部尿路の描出

VUR には，先天的なものと，二分脊椎による神経因性膀胱などに伴う後天的なものがある[17]．尿管から腎盂・腎杯への到達点および拡張の程度により 5 段階に分類される．

V. 夜尿症に対して排尿時膀胱尿道造影法を施行する場合

①切迫性尿失禁があり，尿路感染の既往がある場合．
②切迫性尿失禁があり，UFM で尿勢低下もしくは腹部超音波検査を施行し残尿が認められ，機能性排尿排便障害（bladder bowel dysfunction：BBD）がない場合．
③切迫性尿失禁はないが治療抵抗性で，UFM で尿勢低下もしくは腹部超音波検査を施行し残尿が認められる場合．

審議結果

可（10 名），不可（0 名），要修正（0 名）．

文献検索式

● PubMed（検索日：2020 年 11 月 30 日）

（bedwetting OR bed-wetting OR "nocturnal enuresis" [mesh] OR "enuresis" [mesh]）AND（VCUG OR cystourethrography OR cystourethrogram）AND 1940 [dp]：2020 [dp] AND（english [la] OR japanese [la]）
検索結果：48 件

● 医中誌(検索日：2020 年 11 月 30 日)

((夜間遺尿症/TH or 夜尿症/AL)or(夜間遺尿症/TH or 夜間遺尿症/AL)or(夜間遺尿症/TH or 夜尿/AL))and(VCUG/AL or 膀胱尿道造影/AL)and(PT＝会議録除く)and DT＝1940：2020
検索結果：26 件

さらに検索された文献の参考文献や総説などのなかから，委員会で検討し重要と判断した文献も含めた．

> 文献

1) CQ3 夜尿症の診療において排尿時膀胱尿道造影は推奨されるか．In：日本夜尿症学会編．夜尿症診療ガイドライン 2016．東京：診断と治療社．2016：46-48.

2) Nevéus T, Fonseca E, Franco I, et al. Management and treatment of nocturnal enuresis：an updated standardization document from the International Children's Continence Society. J Pediatr Urol 2020；16：10-19.

3) Roberts KB, Subcommittee on Urinary Tract Infection, Steering Committee on Quality Improvemant and Management. Urinary tract infection：critical practice guideline for the diagnosis and management of the initial UTI in febrile infants and children 2 to 24 months. Pediatrics 2011；128：595-610.

4) Ward VL, Strauss KJ, Barnewolt CE, et al. Pediatiric radiation exposure and effective dose reduction during voiding cystourethrography. Ratiology 2008；249：1002-1009.

5) Tanaka Y, Kawauchi A, Yoneda K, et al. Vesicoureteral reflux detected among patients with nocturnal enuresis. Eur Urol 2003；43：80-83.

6) Kawauchi A, Kitamori T, Imada N, et al. Urological abnormalities in 1,328 patients with nocturnal enuresis. Eur Urol 1996；29：231-234.

7) Austin PF, Bauer SB, Bower W, et al. The standardization of terminology of lower urinary tract in children and adolescents：update report from the Standardization Committee of the International Children's Continence Society. J Urol 2014；191：1863-1865.

8) Kajiwara M, Kato M, Mutaguchi K, et al. Overactive bladder in children should be strictly differentiated from monosymptomatic nocturnal enuresis. Urol Int 2008；80：57-61.

9) Frimberger D, Bauer SB, Cain MP, et al. Establishing a standard protocol for the voiding cystourethrography. J Pediatr Urol 2016；12：362-386.

10) Moritoki Y, Kojima Y, Mizuno K, et al. Histopathologic analysis of bladder in patients with cloacal extropy. Urology 2012；79：1368-1371.

11) Nishio H, Mizuno K, Kamisawa H, et al. Detailed presurgical evaluation of a case of congenital bladder diverticulum. Urol Case Rep 2019；27：100905.

12) Hayashi Y, Kojima Y, Maruyama T, et al. Transurethral incision of single system intravesical ureteroceles in children. Jpn J Endourol ESWL 1998；11：81-84.

13) Lyon RP, Smith DR. Distal urethral stenosis. J Urol 1963；78：414-421.

14) Nakamura S, Kawai S, Kubo T, et al. Transurethral incision of congenital obstructive lesions in the posterior urethra in boys and its effect on urinary incontinence and urodynamic study. BJU Int 2011；107：1304-1311.

15) Yamanishi T, Yasuka K, Hamano S, et al. Urethral obstruction in patients with night wetting：urodynamic evaluation and outcome of surgical incision. Neurourol Urodyn 2000；19：241-248.

16) Kojima Y, Hayashi Y, Maruyama T, et al. Comparison between ultrasonography and retrograde urethrography for detection of prostatic utricle associated with hypospadias. Urology 2001；57：1151-1155.

17) Kato T, Yoshinobu M, Kentaro M, et al. Association of syringomyelia with lower urinary tract dysfunction in anterior sacral meningocele with a tethered spinal cord：a case report and literature summary. Int J Urol 2018；25：515-516.

2-5 夜尿症の診療において尿流測定は推奨されるか？

要約
初期診療において，尿流測定を一律に施行する必要はない．

解説

2014 年の国際小児禁制学会（International Children's Continence Society：ICCS）の用語基準では，尿流測定（uroflowmetry：UFM）は非侵襲的尿流動態検査（urodynamic study：UDS）の一つに分類されており，ほかに排尿日誌，排便日誌，外来問診票，腹部超音波検査による残尿測定，膀胱壁肥厚の有無，直腸進展（長径＞30 mm）などの検査が非侵襲的UDSに含まれている．

UFM の実施にあたっては，検査機器として受尿器と解析装置からなる専用機器が必要であり，夜尿症（nocturnal enuresis：NE）患者の初期診療として UFM は必須な検査ではない．

I. 尿流測定

UFM は，尿が十分にたまった時点で専用の尿流計に排尿するだけの非侵襲的UDSである．検査機器として受尿器と解析装置からなる尿流計が必要であるが，検査で測定される排尿量，尿流量，排尿時間，排尿パターン，最大尿流量（maximum flow rate：Q max），平均尿流量（average flow rate：Q ave），平均尿流量（総排尿量/総排尿時間）が排尿機能の指標として用いられる．また，尿流量測定後，排尿効率の評価として腹部超音波検査による残尿測定が行われることが多く，通常は両者を加味して評価する．トイレットトレーニングを完了した小児において可能であり，正確な測定には十分な排尿量［推定膀胱容量（expected bladder capacity：EBC）の 50% を基準］で，2 回以上の反復測定が必要とされている[1]．しかし，アーチファクト，日内変動，排尿姿勢，腹圧，排尿量，排尿筋過活動（detrusor overactivity：DO）出現の有無による変化などのため，同一患者における UFM，残尿測定の再現性は低い．UFM は，成人においても『男性下部尿路症状・前立腺肥大症診療ガイドライン』[2]，『女性下部尿路症状診療ガイドライン 第 2 版』[3]，『夜間頻尿診療ガイドライン 第 2 版』[4]では基本評価として推奨されていない．

UFM の実施においては，患者がリラックスした状態で，かつ適切な排尿姿勢で排尿することが重要である．また，尿流曲線の解析では曲線の形状が重要と考えられている．尿流曲線の型は基礎疾患の診断を確定できるものではないが，五つの形状に分類され，特定の状態の

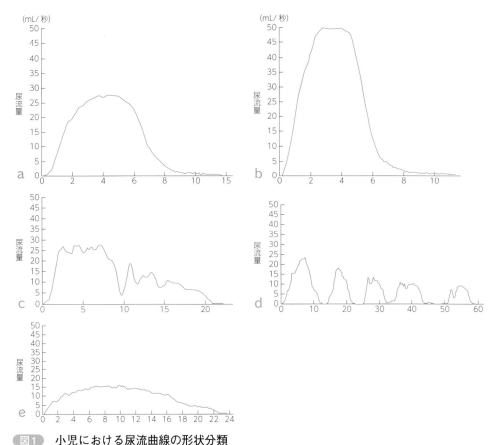

図1 小児における尿流曲線の形状分類

a：bell 型，b：tower 型，c：staccato 型，d：interrupted 型，e：plateau 型．

〔Austin PF, et al. Neurourol Urodyn 2016；35：471-481〕

存在を予想する指標となると考えられてきた．正常例では，年齢性別にかかわらず bell 型（釣鐘型）である（図 1a）[5]．tower 型は急に高く短い曲線の上昇がみられるもので，過活動膀胱（overactive bladder：OAB）に多く，staccato 型は不規則で波動的（fluctuating）であるが，尿流は連続しており，0（ベースライン）まで下がることはないもので，機能障害性排尿（dysfunctional voiding：DV）における膀胱収縮時の尿道括約筋の間欠的収縮（膀胱-尿道の協調不全）を示唆する曲線である（図 1b，c）[5]．interrupted 型は断続的で staccato 型に似ているが，尿線が途中で中断し，0 になる（図 1d）[5]．この形状は低活動膀胱による腹圧排尿を示唆する．plateau 型は，低く平たい尿流曲線で，解剖学的下部尿路閉塞［後部尿道弁（posterior urethral valve：PUV）や尿道狭窄］または機能的下部尿路閉鎖（長期間続いた低活動膀胱や持続的に尿道括約筋が収縮する場合）を示唆する[1]（図 1e）[5]．

　Kanematsu ら[6]は，NE 患者 100 名のうち daytime incontinence 患者（41 名），非単一症候性 NE 患者（28 名）には tower 型，interrupted 型，staccato 型（31 例）が多いが，単一症候性 NE 患者は相関しなかったことを報告している．さらに，尿流パターンを解析するソフトを開発し，NE 患者 310 名で検討した結果，tower 型は昼間の症状と相関したが，fluctuated 型（staccato 型および interrupted 型）は相関しなかったと報告している[7]．一方，Hyuga ら[8]は，1 日 3 回以上

UFM を行った NE 患者 93 名において，昼間尿失禁(daytime urinary incontinence)の有無にかかわらず尿流曲線の形状に違いはなかったと報告している．

　UFM の問題点は，対象とする病態が様々で，同一人物でも蓄尿量や排尿我慢姿勢(holding maneuver)，DO の出現の有無により尿流曲線が変わることである．非単一症候性 NE 患者，DV 患者などでは排尿我慢姿勢時に DO が出現し，外尿道括約筋を過度に収縮させているため膀胱内環境は高圧化している．一方，DO の出現前は低圧環境であり，その状態で UFM を行えばスムーズな排尿が可能となる．ICCS での統一した見解が待たれる．

II. 残尿測定

　残尿測定は非侵襲的 UDS で，UFM 後は排尿効率の評価のためにも必要な検査である．しかし，同一患者においても排尿量や排尿後からの検査時間などにより大きく異なり，UFM 同様に再現性は低い．NE 患者のうち腹部超音波検査での残量率が 10% 以上を示したのは，単一症候性 NE 患者 163 名中 21 名(12.9%)，非単一症候性 NE 患者 54 名中 23 名(42.6%)と，非単一症候性 NE 群で有意に高率であったと報告されている[9]．非単一症候性 NE で治療抵抗性の患者では DV や排尿筋低活動を合併している可能性があり，特に薬物療法として抗コリン薬投与前および投与中は腹部超音波検査による残尿量の評価は推奨されており，非単一症候性 NE 患者では残尿測定を行うことが望ましい．

審議結果

可(10 名)，不可(0 名)，要修正(0 名)．

文献検索式

● PubMed(文献検索日：2020 年 11 月 30 日)

(bedwetting OR bed-wetting OR "nocturnal enuresis" [mesh] OR "enuresis" [mesh]) AND uroflowmetry AND 1940 [dp]：2020 [dp] AND(english [la] OR japanese [la])
検索結果：61 件

● 医中誌(文献検索日：2020 年 11 月 30 日)

((夜間遺尿症/TH or 夜尿症/AL)or(夜間遺尿症/TH or 夜間遺尿症/AL)or(夜間遺尿症/TH or 夜尿/AL))and(Uroflowmetry/AL or ウロフロメトリー/AL)and(PT＝会議録除く)and DT＝1940：2020
検索結果：2 件

さらに検索された文献の参考文献や総説などのなかから，委員会で検討し重要と判断した文献も含めた．

文献

1) Austin PF, Bauer SB, Bower W, et al. The standardizaion of terminology of lower urinary tract function in children and adolescents：update report from the Standardization Committee of the International Children's Continence Society. J Urol 2014；191：1863-1865.
2) 日本泌尿器科学会編．男性下部尿路症状・前立腺肥大症診療ガイドライン．東京：リッチヒルメディカル．2017.
3) 日本排尿機能学会・日本泌尿器科学会編．女性下部尿路症状診療ガイドライン．第 2 版．東京：リッチヒルメディカル．2019.
4) 日本排尿機能学会・日本泌尿器科学会編．夜間頻尿診療ガイドライン．第 2 版．東京：リッチヒルメディカル．2020.

5) Austin PF, Bauer SB, Bower W, et al. The Standardization of Terminology of Lower Urinary Tract Function in Children and Adolescents：Update Report from the Standardization Committee of the International Children's Continence Society. Neurourol Urodyn 2016；35：471-481.

6) Kanematsu A, Johnin K, Yoshimura K, et al. An objective patterning of uroflowmetry curves in children with daytime and nighttime wetting. J Urol 2010；184(4 Suppl)：1674-1679.

7) Kanematsu A, Tanaka S, Johnin K, et al. A multi-center study of pediatric uroflowmetry data using patterning software. J Pediatr Urol 2013；9：57-61.

8) Hyuga T, Nakamura S, Kawai S, et al. The discrepancy between the uroflowmetry parameters, curve patterns, and lower urinary tract symptoms of children with nocturnal enuresis according to the presence or absence of daytime urinary incontinence. Neurourol Urodyn 2019；38：2318-2323.

9) 赤司俊二，松村康男．遺尿症児の超音波による残尿測定の臨床的意義．夜尿症研究 2000；5：15-18.

夜尿症の診療において生活指導は推奨されるか？

推奨	推奨グレード
すべての患者・家族に対して，生活指導を行うことを推奨する．	1C

解説

　わが国で一般的に訳されている「生活指導」という用語は，2020年の国際小児禁制学会（International Children's Continence Society：ICCS）の診療指針によると "general advice" と定義されており[1]，「生活習慣に対するアドバイス」という意味合いが強い．いまだに世界中の多くの患者・家族が，夜尿症（nocturnal enuresis：NE）は「親のしつけの問題」，「小児の心理的な問題」が原因であると考えており，苦しんでいる[2]．したがって，NE診療に携わる医療従事者は，すべての患者・家族に適切な情報と助言（アドバイス）を与え，そのような誤解を取り除く努力をする必要がある．まず行うべきことは「NEは親のしつけの問題や小児の心理的な問題ではない」という情報を患者・家族に伝えることである．また，家族には適切な支援方法があること，成功するまではあきらめないことも家族に伝えるべきである．

　具体的な方法については以下の解説を参照していただきたい．夜間の水分摂取は，就寝2時間前（理想的には3時間前）からの制限は考慮される．食事摂取に関しては，夕食時の塩分，たんぱく質およびカフェインの過剰摂取を避けることは望ましいが，夜間の運動や習い事がある場合には柔軟に対応するべきと考える．また，紙おむつの使用の是非について現時点での結論は出ていないが，わが国の現状を鑑みると患者・家族の希望をふまえて柔軟に対応するべきである．夜間強制覚醒についても現時点でNE治療にどのように影響するかは不明であり，今後の研究結果が待たれる．

　なお，排尿日誌，排便日誌，飲水記録，標準的ウロセラピー（urotherapy）〔適切な排尿姿勢，定時排尿（timed voiding）〕については総論3を参照されたい．

I. 水分摂取および食事摂取内容のエビデンス

① 夜間の水分摂取のエビデンス

　現時点では厳格な水分摂取制限が単一症候性NEの改善に直結したとするエビデンスは十分ではない．したがって，単一症候性NEに対するデスモプレシンを使用していない期間の夕方以降の厳格な水分制限は，明確な利点がない限り強くは勧めない[1]．ただし，就寝前の

表1 発育区分ごとの必要水分量

発育区分	必要水分量(mL/kg/日)
幼児	100〜130
学童(低学年)	80〜100
学童(高学年)	60〜80
思春期(中学生/高校生)	40〜60

(高増哲也. 日静脈経腸栄会誌 2019:34:25-30)

水分制限に限っては,夜間睡眠時の総尿量が減るというエビデンスがあること[3],さらに「摂取した水分の約 80% が 3 時間後に尿となって排泄される」という相川らの臨床研究結果があることを鑑みると[4],少なくとも就寝 2 時間前,理想的には 3 時間前には夕食および最終水分摂取をすませることは NE 治療の支持療法として寄与する可能性はある.どうしても口渇が強い場合には,製氷皿でできる氷(1 個当たり 15 mL 程度)2〜3 個を摂取するなどの工夫も一案である.

2 日中の水分摂取のエビデンス

単一症候性 NE に対して,日中に水分補給を十分に行うために余分な(本人からの欲求がない)水分を与えるようにとのアドバイスがなされることがあるが,エビデンスに乏しい[1].水分は食事中にも十分に含まれているため,食事摂取量に問題がなければ,日中に余分な水分を与える必要はない.もちろん夏季には熱中症の危険があるため,そのような観点からは十分な注意・指導は必要であり,妨げるものではない.一方,非単一症候性 NE に対しては日中に十分な水分をとることを推奨する意見が多い[5].実際,Kruse ら[6]は,昼間の飲水量を増やすことで日中の排尿回数が増加し,最終的には昼間の膀胱機能障害を伴った難治性 NE が改善することを報告している.さらに,Sorotzkin ら[7]は,日中の水分制限は膀胱容量を低下させたと報告している.

以上より,単一症候性 NE に対しては必要以上の水分をとることは推奨しないが,非単一症候性 NE に対しては日中に十分な水分をとることを推奨する.なお,夜尿のある患者は,必要水分量(表 1)[8]の 40% を午前中(7〜12 時),さらに 40% を午後(12〜17 時)にとり,17 時以降は 20% に留めることを推奨するとの意見もある[9].

3 食事摂取内容のエビデンス

夜間尿量増加の独立危険因子は水分過多よりもむしろ塩分過多であるという研究結果が複数報告されている[10-12].現実的には家族へ指導する際には塩分制限よりも水分制限のほうが実行可能性が高いことは確かであるが,効果および口渇が出にくいなどの利点から塩分制限を助言することが望ましい.そのほか,摂取制限すべきものとして,夕方以降の牛乳および乳製品,たんぱく質,そして糖分を多く含む食品があげられる.牛乳・乳製品制限の根拠としては,夜間の高カルシウム尿症と夜尿の関連が考察されており,抗利尿ホルモン(antidiuretic hormone:ADH)の分泌抑制や,腎皮質集合管における ADH 受容体の反応性を低下させ

ることで，夜間多尿を引き起こすためと推察されている[13,14]．一方で高カルシウム尿症の存在は結果であり，たんぱく質や塩分過剰摂取による溶質排泄増加を現しているマーカーに過ぎないとする意見もある[15]．また，膀胱の過活動を予防するためには，カフェイン摂取を避けることが望ましい．カフェインは利尿作用と膀胱の過活動性を惹起する[16,17]．カフェインはコーヒー，紅茶，緑茶のほか，ソフトドリンクにもしばしば含有されていることに留意する．ただし，これらの制限に関しては，夜間の運動や習い事がある場合には柔軟に対応することが望ましい．

II. 紙おむつ使用の是非

　紙おむつの使用に関して，患者・家族が人知れず悩んでいることは少なくない．それは「紙おむつを使用していると夜尿をしても不快感がないから起きてトイレに行くようになりにくいのでないか」，「無理にでもパンツで寝るトレーニングを積ませたほうが夜尿の直りが早いのではないか」というような意見が周囲から聞こえてきたり，患者・家族自身が疑問として抱いている可能性があるためである．NE 患者における紙おむつの使用が NE 治療にとって有益か弊害かについては，単に NE の治癒のみに焦点を当てるべきではなく，以下の①〜③のような複数の視点から総合的に判断するべきと考える．
　　①NE の改善に影響を及ぼすか否か．
　　②NE 患者の睡眠に影響を及ぼすか否か．
　　③NE 患者・家族の QOL を上げるか否か．

　まず，上記①〜③のいずれについてもランダム化比較試験（randomized controlled trial：RCT）は存在しないことに留意する．①について，オランダの von Dommelen ら[18]は，単一症候性 NE 患者 570 名に対する行動療法の有効性の検討において，サブ解析として介入 6 か月時点で紙おむつ使用群 512 名と不使用群 33 名を比較した．その結果，紙おむつ不使用群に夜尿のない日が多かったことを報告しており，紙おむつと NE との負の関連を指摘している．一方，Kawauchi ら[19]は，3〜5 歳の小児に質問票による調査研究を行い，トイレットトレーニングの開始年齢と 5 歳時の NE の有病率に差はなかったことを報告している．さらに，Hansakunachai ら[20]もタイの NE 患者 3,453 名の大規模な疫学調査研究（平均年齢 9.6 歳）において，NE あり群となし群における紙おむつの使用割合に差はなかったことを報告している．次に②について，Kushnir ら[21]は，6〜9 歳の NE 患者 62 名（紙おむつ使用 19 名，不使用 43 名）と NE のない対照群 63 名について，睡眠の質に差がみられるかどうかを検討している．その結果，紙おむつ不使用群は使用群に比して有意に睡眠の質が低下しており，さらに使用群は対照群と同等の睡眠の質を得ていたことを報告している．

　一方で，経済的側面から紙おむつの使用を考えた報告がいくつか存在する．NE の治療による経済的負担を考察したスウェーデンの Pugner[22]の研究では，毎日夜尿のある患者をもつ家庭において，紙おむつの使用のみでデスモプレシンやアラーム療法による治療介入をしなかった場合，治療介入を行った場合と比較して 3 か月当たりの支出額が 2/3〜1/2 程度ですんだと報告されている．しかし実際には，紙おむつを付けることだけを続けても NE の根本的

治療にはならず，特に学童期の患者に対しては自尊心の向上につながらないため，紙おむつを漫然と付け続けることは勧められないと結論づけている．一方，Nørgaardら[23]もデンマークで同様の検討を行っているが，彼らは紙おむつのみの使用とアラームとパッドを使用する場合の家族の経済的負担額に差はなかったと報告している．このように，国により物価や医療保険システムが異なるため，これらの結果をわが国に一律に外挿することは困難である．また，わが国では医療的ケア児に対しては一部紙おむつの公費負担が認められているものの，NEへは認められていないことも理解する必要がある．

　以上より，現時点でNE患者に対して紙おむつを使用することが有益とも弊害とも結論づけられるエビデンスは存在しない．しかし，わが国の現状を鑑みると，衣類や寝具の選択が保護者の精神的および肉体的負担となっている場合や，宿泊行事（修学旅行，キャンプ等）への際など自宅以外で短期間のおむつ使用をする場合など，患者・家族の希望をふまえて柔軟に対応すべきと考える．

III. 夜間強制覚醒の是非

　NE患者・家族から「夜尿をする前に夜間事前に起こしてトイレに行かせてもよいか」という質問を受けることがある．現時点で夜間強制覚醒がNE治療にどのように影響するかは不明である．参考として，現在までに明らかになっている夜間睡眠中の強制覚醒の研究結果を以下に示す．

　ヒトでは睡眠中にADHの分泌が上昇し，覚醒時に低下することが報告されており[24]，ADHの分泌が睡眠中の夜間優位にシフトするのはおおよそ2歳頃とされている[25]．またNEの一因として夜間多尿があげられるが，小児の夜間尿量は夕方以降の水分，塩分，およびたんぱく質の摂取量と，ADHの日内リズムの完成度により影響される[25]．このADH分泌に重要な睡眠を阻害すると，ナトリウム，尿素窒素，プロスタグランジンなどの代謝や血圧調節機構などの生理的日内変動に影響が及ぶことが明らかとなっている[26-29]．さらに，NEのない健常児20名に対して夜間睡眠を4時間50分以上制限したMahlerら[30]の研究では，児の夜間尿量は増加し，尿中ナトリウム排泄量も増加していたと報告されている．これらの結果より，夜間の強制覚醒は睡眠を妨げ，結果として夜間尿量の増加につながる可能性がある．

　一方，海外において，単一症候性NE患者を意図的に起こす "scheduled wakening" という行動療法の一つが検証されている．scheduled wakeningとは，NE患者に対し就寝1時間後に起こしてトイレに行かせる行動療法の一つであり，夜尿がなければ徐々に起こす時間を前倒しにする方法である[31,32]．年長児であれば目覚まし時計や携帯電話のアラーム機能を用いて自発的に起きてもよいとされている．また4〜5歳の年少児に限っては一晩に1回だけ夜尿を認める場合で，かつNE治療に対するモチベーションの高い保護者である場合は起こすことにNE改善効果があったという報告もある[33,34]．しかしながら，起こすこと自体によるNE改善効果についてはRCTや追試はなく，再発も含め長期的なNEの改善に寄与するかは不明である．

　他の夜間強制覚醒の研究として，患者を覚醒させる際にパスワードを用いるなどの一定の条件下で起こす行動療法についても検討されている．van Dommelenらは，単一症候性NE患者570名を4群，①就寝1.5〜2時間後に起こす群，②就寝1.5〜2時間後に起こすとともにあ

らかじめ約束していたパスワードを唱えさせる群，③夜尿がなかった日にご褒美を与える群，④対照群に分けて，介入 6 か月後と，3 年後の NE の改善を検討した．その結果，6 か月後には④の対照群と比較して，①の就寝 1.5～2 時間後に起こす群のみ有意に改善がみられた．また，3 年後には①の就寝 1.5～2 時間後に起こす群，および②の就寝 1.5～2 時間後に起こすとともにあらかじめ約束していたパスワードを唱えさせる群が，④の対照群と比べて有意に夜尿が改善していた[18]．

　また限定的な場合に限っては，夜間睡眠中に介助者が NE 患者を起こしてトイレに行かせることは容認されている（参考 1 参照）．たとえば，英国国立医療技術評価機構（National Institute for Health and Care Excellence：NICE）のガイドラインでは，短期間に限って，夜尿を回避する実用的な手段として患者を起こすことが提案されている[35]．

　以上のことをまとめると，短期の宿泊行事など限定的な場合に限っては，夜間に起こすことは検討してもよいと考える．また，単一症候性 NE 患者を意図的に起こし（時間を決めて），あらかじめ約束していたパスワードを唱えさせるなどをしてから排尿行動をとらせる行動療法を行うことは検討してもよい．なお，アラーム療法の詳細については CQ9 を参照されたい．

パネル会議・審議結果

　NE 患者に対する生活指導の有用性に関して審議した．アウトカム全体に関するエビデンスの質として，集まった研究はバイアスリスクが全体的に高いと判断した．さらに，これらの結果と論文数が極めて少ないことから，全体的なエビデンスの確実性は「C（弱い）」とした．
　益と害のバランスについて，生活指導による重篤な有害事象の報告はなく，本 CQ の推奨度に影響を及ぼさないと判断した．
　正味の利益とコストや資源のバランスに関して，生活指導が NE 診療に及ぼす影響を検討した報告は得られなかった．
　推奨のグレーディングに関して，エビデンスの数は少ないが，NE に対する治療の基本であることから，本 CQ に関しては総合的に判断して強い推奨（推奨度 1）になるとパネル会議で全会一致した．
　審議結果，可（10 名），不可（0 名），要修正（0 名）．

文献検索式

● PubMed（検索日：2020 年 11 月 30 日）

（bedwetting OR bed-wetting OR "nocturnal enuresis"［mesh］OR "enuresis"［mesh］）AND（"behavior therapy"［mesh］OR "patient education"［tw］）AND 1940［dp］：2020/09［dp］AND（english［la］OR japanese［la］）
検索結果：422 件

● 医中誌（検索日：2020 年 11 月 30 日）

（（（夜間遺尿症/TH or 夜尿症/AL）or（夜間遺尿症/TH or 夜間遺尿症/AL）or（夜間遺尿症/TH or 夜尿/AL））and（（（生活指導/TH or 生活指導/AL）or（行動療法/TH or 行動療法/AL））））and（PT＝会議録除く）and DT＝1940：2020
検索結果：298 件

さらに検索された文献の参考文献や総説などのなかから，委員会で検討し重要と判断した文献も含めた．

文献

1) Nevéus T, Fonseca E, Franco I, et al. Management and treatment of nocturnal enuresis：an updated standardization document from the International Children's Continence Society. J Pediatr Urol 2020；16：10-19.
2) Maternik M. Understanding of and misconceptions around monosymptomatic nocturnal enuresis：findings from patient and physician surveys. J Pediatr Urol 2019；15：e1-e37.
3) Caldwell PH, Nankivell G, Sureshkumar P. Simple behavioural interventions for nocturnal enuresis in children. Cochrane Database

Syst Rev 2013 ; 19 ; CD003637.

4）相川　務. 水負荷試験の結果から夕食後の水分制限の妥当性を探る. 夜尿症研究 2007 ; 12 ; 45-49.

5）Nevéus T, Hetta J, Cnattingius S, et al. Depth of sleep and sleep habits among enuretic and incontinent children. Acta Paediatr 1999 ; 88 ; 748-752.

6）Kruse S, Hellström AL, Hjälmås K. Daytime bladder dysfunction in therapy-resistant nocturnal enuresis : a pilot study in urotherapy. Scand J Urol Nephrol 1999 ; 33 ; 49-52.

7）Sorotzkin B. Nocturnal enuresis : current perspectives. Clin Psychol Rev 1984 ; 4 ; 293-317.

8）高増哲也. 小児内科領域の栄養管理. 日静脈経腸栄会誌 2019 ; 34 ; 25-30.

9）Jalkut MW, Lerman SE, Churchill BM. Enuresis. Pediatr Clin North Am 2001 ; 48 ; 1461-1488.

10）Monaghan TF, Michelson KP, Wu ZD, et al. Sodium restriction improves nocturia in patients at a cardiology clinic. J Clin Hypertens（Greenwich）2020 ; 22 ; 633-638.

11）Matsuo T, Miyata Y, Sakai H. Daily salt intake is an independent risk factor for pollakiuria and nocturia. Int J Urol 2017 ; 24 ; 384-389.

12）津ヶ谷正行, 伊藤尊一郎, 遠藤純央, 他. 夜尿症患児における生活指導（夕方から就寝までの飲み物と食事制限）による治療成績. 夜尿症研究 2008 ; 13 ; 7-12.

13）下智比古, 蓮井正史, 金子一成, 他. 小児の夜尿症における尿中カルシウム排泄量と病型に関する検討. 夜尿症研究 2009 ; 14 ; 17-21.

14）Valenti G, Laera A, Pace G, et al. Urinary aquaporin 2 and calciuria correlate with the severity of enuresis in children. J Am Soc Nephrol 2000 ; 11 ; 1873-1881.

15）Raes A, Dossche L, Hertegonne N, et al. Hypercalciuria is related to osmolar excretion in children with nocturnal enuresis. J Urol 2010 ; 183 ; 297-301.

16）Robinson D, Giarenis I, Cardozo L. You are what you eat : the impact of diet on overactive bladder and lower urinary tract symptoms. Maturitas 2014 ; 79 ; 8-13.

17）橘田岳也, 野々村克也, 吉村直樹. ラット排尿機能におけるアデノシン受容体サブタイプの役割. 排尿障害プラクティス 2012 ; 20 ; 39-45.

18）van Dommelen P, Kamphuis M, van Leerdam FJ, et al. The short- and long-term effects of simple behavioral interventions for nocturnal enuresis in young children : a randomized controlled trial. J Pediatr 2009 ; 154 ; 662-666.

19）Kawauchi A, Tanaka Y, Yamao Y, et al. Follow-up study of bedwetting from 3 to 5 years of age. Urology 2000 ; 58 ; 772-776.

20）Hansakunachai T, Ruangdaraganon N, Udomsubpayakul U, et al. Epidemiology of enuresis among school-age children in Thailand. J Dev Behav Pediatr 2005 ; 26 ; 356-360.

21）Kushnir J, Cohen-Zrubavel V, Kushnir B. Night diapers use and sleep in children with enuresis. Sleep Med 2013 ; 14 ; 1013-1016.

22）Pugner K, Holmes J. Nocturnal enuresis : economic impacts and self-esteem preliminary research results. Scand J Urol Nephrol Suppl 1997 ; 183 ; 65-69.

23）Nørgaard JP, Andersen TM. Nocturnal enuresis : a burden on family economy? Scand J Urol Nephrol Suppl 1994 ; 163 ; 49-54.

24）George CP, Messerli FH, Genest J, et al. Diurnal variation of plasma vasopressin in man. J Clin Endocrinol Metab 1975 ; 41 ; 332-338.

25）Rittig S, Knudsen UB, Nørgaard JP, et al. Abnormal diurnal rhythm of plasma vasopressin and urinary output in patients with enuresis. Am J Physiol 1989 ; 256 ; F664-F671.

26）Aceto G, Penza R, Delvecchio M, et al. Sodium fraction excretion rate in nocturnal enuresis correlates with nocturnal polyuria and osmolality. J Urol 2004 ; 171 ; 2567-2570.

27）Natochin YV, Kuznetsova AA. Defect of osmoregulatory renal function in nocturnal enuresis. Scand J Urol Nephrol Suppl 1999 ; 202 ; 40-43.

28）Kamperis K, Rittig S, Jørgensen KA, et al. Nocturnal polyuria in monosymptomatic nocturnal enuresis refractory to desmopressin treatment. Am J Physiol Renal Physiol 2006 ; 291 ; F1232-F1240.

29）Graugaard-Jensen C, Rittig S, Djurhuus JC. Nocturia and circadian blood pressure profile in healthy elderly male volunteers. J Urol 2006 ; 176 ; 1034-1039.

30）Mahler B, Kamperis K, Schroeder M, et al. Sleep deprivation induces excess diuresis and natriuresis in healthy children. Am J Physiol Renal Physiol 2012 ; 302 ; F236-F243.

31）Blackwell C. A Guide to Enuresis : A Guide to Treatment of Enuresis for Professionals. Bristol : Enuresis Resource and Information Centre（ERIC）. 1989 ; 1-186.

32）Warzak WJ, Friman PC. Current concepts in pediatric primary nocturnal enuresis. Child Adolesc Social Work J. 1994 ; 11 ; 507-523.

33）DeFoor WR Jr, Tobias N. Simple behavioral modification may be effective first-line treatment in resolution of nocturnal enuresis. J Pediatr 2009 ; 155 ; 760.

34）Jackson EC. Nocturnal enuresis : giving the child a "lift". J Pediatr 2009 ; 154 ; 636-637.

35）National Institute for Health and Care Excellence（NICE）. Nocturnal enuresis : The management of bedwetting in children and young people. National Clinical Guideline Centre. 2010.
https://www.nice.org.uk/guidance/cg111/evidence/cg111-nocturnal-enuresis-the-management-of-bedwetting-in-children-and-young-people-full-guideline3（accessed on Sep 14, 2020）

4-1 夜尿症の診療において排尿指導は推奨されるか？

推奨	推奨グレード
単一症候性夜尿症に対して，排尿指導を漫然と続けないことを提案する．	2C
非単一症候性夜尿症の昼間の下部尿路症状に対して，排尿指導を行うことを推奨する．	1C

解説

　夜尿症（nocturnal enuresis：NE）患者に対する標準的ウロセラピー（urotherapy）（総論3参照）のうち，特に定期的な排尿習慣を伴う行動変容，適切な排尿姿勢，排尿我慢姿勢の回避などは，一般に排尿指導［または基本的排尿指導（basic bladder advice：BBA）］と呼ばれ，NEや昼間尿失禁（daytime urinary incontinence）患者に対して広く行われている．ただし，単一症候性NEの積極的治療（デスモプレシンやアラーム療法）の開始前に排尿指導のみを長期間続けることがNEの改善に寄与することは立証されていない．

　非単一症候性NEに対する排尿指導は，随伴する昼間尿失禁をはじめとした下部尿路症状（lower urinary tract symptoms：LUTS）に対しては，症状改善に有効であることが報告されている[1-5]．したがって，非単一症候性NE患者に対して，昼間の症状改善のために排尿指導をすることは推奨される．

I. 排尿指導とは

　わが国で一般に用いられている「排尿指導」という用語には，NEやLUTSに対する多種多様な計画的行動療法が含まれる．そのため特定の行動療法に限定することは困難であり，しばしば混乱を招く．国内外においても，NEやLUTSに対する行動療法としては定時排尿（timed voiding），正しい排尿姿勢の保持，二段排尿（double voiding）（総論5参照），bladder training（飲水行動に加え排尿を我慢することによって膀胱容量を拡大する方法），retention control trainingやholding exercise（1日1回できる限り排尿を我慢する方法），stop start training（排尿途中に一時的に中断する方法），central inhibition training（排尿日誌を参考に尿を保持する時間を徐々に増やす）など複数の用語・表現が見受けられる[1,6,7]．しかしこれらのなかには，わが国で一般的に「がまん訓練」と呼ばれている行動療法に相当するものも含まれ，具体的な違いは不明瞭であり，明確な定義は示されていない場合も多い．

　そこで本 CQ では，これら用語の解釈や経緯をめぐる混乱を避けるために，最近，ICCS から出された診療指針[1]で定義づけられている標準的ウロセラピーのなかから，特に「定期的な排尿習慣を伴う行動変容，適切な排尿姿勢，排尿我慢姿勢（holding maneuver）の回避」などを指すものを排尿指導と読み替えて概説する．標準的ウロセラピーの詳細は総論 3 を参照されたい．

　なお，いわゆる「がまん訓練」（尿意を感じてもなるべく排尿を我慢して徐々に排尿開始までの間隔を遅らせる，前述の bladder training，retention control training，および holding exercise，central inhibition training に相当）は，本来のヒトの生理的な蓄尿・排尿機構とは相反する行動である．そこで，がまん訓練は故意に行う非生理的企てであることから，本 CQ で取り扱う排尿指導とは一線を画し，独立した行動療法の一つと位置づけて総論 5，CQ4-2 で概説する．

II. 単一症候性夜尿症に対する排尿指導

　これまで ICCS は NE に対する排尿指導として日常生活のなかに BBA を取り入れることを提唱してきた[8]．わが国の『夜尿症診療ガイドライン 2016』においても，それを踏襲する形で紹介されていた[9]．

〔基本的排尿指導（BBA）〕

①timed voiding（定時排尿）

②good voiding posture（排尿時の正しい姿勢）

③sound drinking habit（健全な飲水習慣）

④treatment of constipation，if present（便秘を認める場合の便秘治療）

　BBA には，①定時排尿や②排尿時の正しい姿勢といった標準的ウロセラピー（総論 3 参照）の内容も一部含まれており，NE の初期診療としてデスモプレシンやアラーム療法を開始する前から指導し，治療開始後も継続することが一般的とされていた．しかし近年では，BBA の効果に否定的な以下のような報告が散見される．

　Cederblad ら[10]は，ランダム化比較試験（randomized controlled trial：RCT）によって単一症候性 NE に対する BBA の効果を検証している．単一症候性 NE 患者 40 名を 1 か月間の BBA を実践したのちにアラーム療法を開始した 20 名と，BBA を行わずに最初からアラーム療法を行った 20 名に分けて 8 週間後の夜尿改善効果を比較したところ，BBA 自体による夜尿改善効果はなく，その後のアラーム療法の効果にも何ら影響していなかった．さらに Tkaczyk ら[11]は，前向き多施設研究により，単一症候性 NE の治療経験のない患者に対する 3 か月間の BBA の効果を検討している．それによると，単一症候性 NE 患者 49 名に対する BBA の効果は 1 か月後に 1 名（2%），3 か月後に 9 名（18%）とわずかに認めるのみであり，それらも最初から夜尿日数が少ない群（2 週間で夜尿日数が平均 6 日）に対してのみ効果を認めたことから，BBA の効果は非常に限定的であったと結論づけている．これら二つの報告では，非効率的な BBA の実践に時間を費やす弊害として，エビデンスのあるデスモプレシンやアラーム療法の導入のタイミングが遅れることへの懸念が述べられている．なお，BBA（④）の便秘に

対するアプローチに関しては，NE と便秘の関連性が強く示唆されているため重要であると考えられる(総論 3，CQ5 参照)．

現状では，わが国の NE 患者に対する排尿指導は一般的に行われている．そのため ICCS の診療指針に準じて，初期診療におけるこれら BBA の指導内容を急に中止する必要はない．ただし，単一症候性 NE 患者に対しては，積極的な治療介入前の排尿指導だけを漫然と続けることに時間を費やし，その後のデスモプレシンやアラーム療法の導入が遅れることは避ける．

III. 非単一症候性夜尿症に対する排尿指導

単一症候性 NE の場合とは異なり，非単一症候性 NE に対する排尿指導に関しては，随伴する昼間尿失禁をはじめとした昼間の LUTS(総論 1 参照)の症状改善を目的に行うことで，膀胱機能改善によって副次的に夜尿の改善にも寄与する[1]．

わが国では現在，具体的な幼小児の昼間尿失禁への対応方法として，日本小児泌尿器科学会の『幼小児の昼間尿失禁の診療とケアの手引き』が公開されている[12]．同手引きには「(昼間尿失禁に随伴する)慢性機能性便秘症が認められる場合，まず排便治療を開始する」と記載されており，この点は前述の BBA(④)の記載と矛盾しない．続いて「排便の問題がもともと存在しなければ，あるいは排便治療の結果治癒すれば，ウロセラピーを開始する」ことが提示されている．ここでいうウロセラピーは標準的ウロセラピーを指す(総論 3 参照)．具体的には「生活指導(バランスのとれた食事，カフェイン過剰摂取の回避，両足をぶらぶらさせない正しい排尿姿勢の保持，排尿我慢姿勢の回避指導，膀胱および直腸を定期的に空にする習慣をつける等)と行動療法(2〜3 時間ごとの定時排尿等)」が紹介されており，ICCS が提唱していた BBA や最新の治療指針にある標準的ウロセラピーの定義とも矛盾しない内容となっている[1,8,9]．

海外からの報告においても，昼間尿失禁に対しては標準的ウロセラピーを行ったほうが自然治癒率(15%)よりも効果が高い(56%)ことが報告されている[1-3]．したがって，NE かつ昼間尿失禁がある患者では，排尿指導によって LUTS の改善を先行させたほうがよい[4,5]．

以上より，NE 診療では，LUTS のなかでも昼間の症状を伴う非単一症候性 NE 患者に対する排尿指導は有効と考えられることから，非単一症候性 NE 患者に対しては排尿指導を行うことが推奨される．

（パネル会議・審議結果）

NE 患者に対する排尿指導の有用性に関して，単一症候性 NE と非単一症候性 NE に区別して審議した．単一症候性 NE に対しては，排尿指導による単一症候性 NE の改善効果は限定的であることが報告されている．また，積極的治療の開始の遅れへの影響も懸念されることから，排尿指導を肯定する強い推奨やエビデンスを示すことはできないと判断した．しかし実際は患者背景に多様性があることから，初期診療における排尿指導を希望する患者に対しては，急に中止する必要はない．以上から，本 CQ では排尿指導を漫然と続けないことを提案する(2C)とした．一方，非単一症候性 NE に対しては，随伴する昼間尿失禁をはじめとした昼間の LUTS の症状改善目的で排尿指導を行うことで膀胱機能が改善し，NE の改善にも好影響が想定される．そのため総合的に判断し，非単一症候性 NE の昼間の LUTS に対しては排尿指導を行うことを推奨する(1C)とした．

益と害のバランスについて，非単一症候性 NE に対する排尿指導では，昼間の LUTS の改善が NE の改善にも好影響を与える可能性があげられた．単一症候性 NE および非単一症候性 NE に対する排尿指導によって生じる有害事象はない．

正味の利益とコストや資源のバランスに関して，排尿指導が NE 診療に及ぼす影響を検討した報告は得られなかった．審議結果，可（10名），不可（0名），要修正（0名）．

文献検索式

● PubMed（文献検索日：2020 年 11 月 30 日）

（bedwetting OR bed-wetting OR "nocturnal enuresis"［mesh］OR "enuresis"［mesh］）AND（"exerise"［tw］OR "training"［tw］）AND 1940［dp］：2020/09［dp］AND（english［la］OR japanese［la］）
検索結果：260 件

● 医中誌（文献検索日：2020 年 11 月 30 日）

（（夜間遺尿症/TH or 夜尿症/AL）or（夜間遺尿症/TH or 夜間遺尿症/AL）or（夜間遺尿症/TH or 夜尿/AL））and（がまん/AL or（体育とトレーニング/TH or 訓練/AL）or トレーニング/AL）and（PT＝会議録除く）and DT＝1940：2020
検索結果：54 件

さらに検索された文献の参考文献や総説などのなかから，委員会で検討し重要と判断した文献も含めた．

文献

1) Nieuwhof-Leppink AJ, Hussong J, Chase J, et al. Definitions, indications and practice of urotherapy in children and adolescents：a standardization document of the International Children's Continence Society（ICCS）. J Pediatr Urol 2021；17：172-181.
2) Schäfer SK, Niemczyk J, von Gontard A, et al. Standard urotherapy as first-line intervention for daytime incontinence：a meta-analysis. Eur Child Adolesc Psychiatry 2018；27：949-964.
3) Forsythe WI, Redmond A. Enuresis and spontaneous cure rate：study of 1129 enuretics. Arch Dis Childh 1974；49：259-263.
4) Chang S-J, Van Laecke E, Bauer SB, et al. Treatment of daytime urinary incontinence：a standardization document from the International Children's Continence Society. Neurourol Urodyn 2017；36：43-50.
5) Franco I, Von Gontard A, De Gennaro M. Evaluation and treatment of nonmonosymptomatic nocturnal enuresis：a standardization document from the International Children's Continence Society. J Pediatr Urol 2013；9：234-243.
6) National Institute for Health and Care Excellence（NICE）. Nocturnal enuresis：The management of bedwetting in children and young people. National Clinical Guideline Centre. 2010.
https://www.nice.org.uk/guidance/cg111/evidence/cg111-nocturnal-enuresis-the-management-of-bedwetting-in-children-and-young-people-full-guideline3（accessed on Sep 5, 2020）
7) Caldwell PH, Nankivell G, Sureshkumar P. Simple behavioural interventions for nocturnal enuresis in children. Cochrane Database Syst Rev 2013：CD003637.
8) Nevéus T, Eggert P, Evans J, et al. Evaluation of and treatment for monosymptomatic enuresis：a standardization document from the International Children's Continence Society. J Urol 2010；183：441-447.
9) CQ6 夜尿症の診療において排尿訓練は推奨されるか．In：日本夜尿症学会編．夜尿症診療ガイドライン 2016．東京：診断と治療社．2016：58-61.
10) Cederblad M, Sarkadi A, Engvall G, et al. No effect of basic bladder advice in enuresis：a randomized controlled trial. J Pediatr Urol 2015；11：153. e1-5.
11) Tkaczyk M, Maternik M, Krakowska A, et al. Evaluation of the effect of 3-month bladder basic advice in children with monosymptomatic nocturnal enuresis. J Pediatr Urol. 2017；13：615. e1-615. e6.
12) 日本小児泌尿器科学会幼小児排尿指導管理ワーキンググループ．幼小児の昼間尿失禁の診断とケアの手引き．日小児泌会誌 2019；29：3-19.
https://jspu.jp/download/guideline/tebiki2019-6.pdf（accessed on Sep 5, 2020）

4-2 夜尿症の診療においてがまん訓練は推奨されるか？

推奨	推奨グレード
単一症候性夜尿症に対して，がまん訓練を行わないことを提案する．	2C
非単一症候性夜尿症の昼間の下部尿路症状に対して，一律にはがまん訓練を行わないことを推奨する．	1C

[付帯事項] 先天性腎尿路異常や機能障害性排尿を合併した場合には，がまん訓練を行わない．

解説

　がまん訓練は昼間尿失禁（daytime urinary incontinence）をはじめとした昼間の下部尿路症状（lower urinary tract symptoms：LUTS）の改善には寄与する可能性があるものの，単一症候性夜尿症（nocturnal enuresis：NE）の改善効果は証明されていない．またがまん訓練の方法や継続期間などの違いが NE の改善に影響するかどうかを検証した報告はほとんどない．一方，非生理的な我慢によって機能障害性排尿（dysfunctional voiding：DV）を引き起こす懸念があることを認識する．

　またエビデンスを提示するための研究は見当たらないが，臨床的な益と害のバランスを勘案し，先天性腎尿路異常（congenital anomalies of the kidney and urinary tract：CAKUT）や DV を合併している NE 患者では，症状を悪化させる可能性や，尿路感染症を引き起こす可能性を考慮し，がまん訓練は行わないことを付帯事項として記載した．

I. がまん訓練とは

　わが国では，尿意を感じたのちに故意に排尿を我慢させる訓練を一般的に「がまん訓練（または膀胱訓練）」と呼ぶ．海外では "bladder training" のほかに "bladder drill"，"bladder re-education"，"bladder retraining"，"retention control training"，"stop start training"，"holding exercise"，および "central inhibition training" などと称される[1-4]．がまん訓練は成人の過活動膀胱（overactive bladder：OAB）に対する行動療法として認識されているが，小児の NE に対してもこれまで広く行われてきた[1,3,4]．日中に尿意があっても意図的にできるだけ排尿を我慢させ，排尿間隔を延長させることで機能的最大膀胱容量が増大する[5]という考え方に基づいて行われている．しかし実際には，尿意が始まってから排尿までに我慢する時間や，1 日に何度行うかなどの方法に関する一定の見解はない．また成人とは異なり，小児に対しては，非

生理的に排尿を延期させる行動が結果的に DV を引き起こし，症状を悪化させる懸念も指摘されている(総論 5 参照).

II. 夜尿症に対するがまん訓練の変遷

NE に対するがまん訓練の報告は 1960 年代から散見されているものの，症例数が少ないものや対象患者の NE の分類・定義が不明確なものを含めた観察研究が主であり，質の高い二重盲検ランダム化比較試験(ramdomized controlled trial：RCT)は少ない[6-19].

1960～1980 年代の複数の報告では，NE に対するがまん訓練は無治療の場合と比較して夜尿日数を減少させるものの，がまん訓練群＋プラセボ群と，プラセボ群の両群間では夜尿日数の改善効果は証明されていない[11,13,19].

1980 年以降では，海外から Kahan ら[10]が，がまん訓練(retention control training を採用)＋プラセボ群 75 名とデスモプレシン群 76 名を RCT で比較している．治療開始から 8 週間後でがまん訓練＋プラセボ群で 45%，デスモプレシン群で 19% に夜尿改善効果があり，交絡因子を除くと両群間に有意差を認めなかった．同様に Bennett ら[11]は，がまん訓練(stop start training を採用)とアラーム療法を 40 名の RCT で比較している．治療開始から 10 週間後の結果，がまん訓練群では 16.6% 改善，アラーム療法群では 44.4% 改善を認めたものの，有意差は認めなかった．その他，がまん訓練と三環系抗うつ薬[12]を比較検証した論文はあるものの，いずれも研究の質は担保されておらず，がまん訓練が NE に有効であるとする強いエビデンスはない．

さらに 2000 年代に入ってからの Van Hoeck ら[14]の二重盲検 RCT による検討でも，149 名の単一症候性 NE 患者を 5 群［がまん訓練(holding exercise を採用)＋プラセボ薬，がまん訓練＋抗コリン薬，プラセボ薬のみ，抗コリン薬のみ，アラーム治療(コントロール群として設定)］に分けて比較したところ，12 週間後の評価で，がまん訓練によって機能的最大膀胱容量は増加したものの，ロジスティック解析によれば，がまん訓練自体は単一症候性 NE の改善に全く寄与していなかった．

わが国からのデータとしては，Hamano ら[15]が単一症候性 NE に対するがまん訓練とデスモプレシンの効果を比較検討している．114 名の単一症候性 NE 患者に対するがまん訓練とデスモプレシンの両者を比較したところ，がまん訓練群 60 名中 14 名(23.3%)，デスモプレシン群 54 名中 21 名(38.9%)で夜尿の改善(2 週間で夜尿 1 回以下)を認めた．また，デスモプレシン群で 54 名中 45 名(90.0%)，がまん訓練群 60 名中 35 名(58.3%)で夜尿日数の 50% 以上減少を達成し，デスモプレシンのほうが有意に効果的であった．さらに 12 週間のがまん訓練の結果，がまん訓練群のうち NE が改善した群では，改善しなかった群と比べて機能的最大膀胱容量は有意に増大していた(205±49 mL vs. 135±26 mL)．また山西らは，NE 患者 96 名［頻尿あるいは尿意切迫感，昼間尿失禁を伴う者を含む］に対する 3 か月間のがまん訓練の効果を検証し，96 名中 64 名(67%)が改善し，そのうち 24 名(25%)が治癒であったと報告している[16,17].そのうち単一症候性 NE では低膀胱容量群のほうが，膀胱容量正常群よりもがまん訓練が効果的であった．同様に井口ら[18]は，NE 患者 92 名のうち膀胱容量低下例(膀胱型 NE) 29 名に対するがまん訓練 3 か月以上の効果を検証したところ，臨床的有効率は 72.4% であ

り，膀胱容量の増加率と相関する傾向を認めたと報告している．しかしこれらわが国でのがまん訓練が一部有効であったとする報告は観察研究が多く，二重盲検 RCT は含まれていない．

　NE 患者に対するがまん訓練の効果を論じる際には，統一されたがまん訓練の方法で比較する必要がある．また，効果判定も機能的最大膀胱容量の増大をアウトカムとするのではなく，がまん訓練自体が夜尿日数の改善効果に寄与するのかどうかを慎重に見極める必要がある．

III. 単一症候性夜尿症に対するがまん訓練

　これまで，単一症候性 NE に対して，がまん訓練単独によって夜尿日数が減少するという強いエビデンスはない．むしろ，非生理的な我慢によって DV を引き起こす懸念もあることから，単一症候性 NE に対してはがまん訓練を行わないことを提案する．

IV. 非単一症候性夜尿症に対するがまん訓練

　最近の国際小児禁制学会（International Children's Continence Society：ICCS）の診療指針には，極めて膀胱容量の小さい非単一症候性 NE で LUTS を伴う患者において，central inhibition training（排尿日誌を参考に尿を保持する時間を徐々に増やす）が紹介されている[2]．この場合でも，一律に central inhibition training を導入するのではなく，昼間の LUTS に対して標準的ウロセラピー（urotherapy）を行っても軽快しない患者を対象とすることが付記されている．また central inhibition training を開始する前に，患者および保護者へ膀胱機能について説明すること，必要に応じて水分摂取量を評価および調整すること，投薬の有無にかかわらず尿路感染症と便秘に対する対策をしておくことが記載されている．また，モチベーションが乏しい場合や，トレーニングの理解が難しい年少児に対しては一律には行わないとされている．

　以上から，非単一症候性 NE に対するがまん訓練によって，NE の改善効果を認める可能性がある．しかしがまん訓練によって DV を引き起こす可能性を常に認識し，さらにはがまん訓練を導入する患者をあらかじめ選別することが必要となる．これらの益と害のバランスを勘案したうえであれば，非単一症候性 NE 患者に対してがまん訓練を行うことは許容される．

V. がまん訓練の注意点

　NE 患者の一部では，CAKUT を併存していることも想定される．CAKUT を併存する NE 患者に対してがまん訓練が害であるというエビデンスを証明した研究は存在しないが，膀胱尿管逆流（vesicoureteral reflux：VUR）がある症例，神経因性膀胱や DV など膀胱機能に明らかな異常がある症例に対しては，病態を悪化させる恐れがあるためにがまん訓練は行わない[4]．なお，NE 患者に対する VUR 検索の適応や必要性に関しては CQ2-3 を参照されたい．

パネル会議・審議結果

　NE 患者に対するがまん訓練の有用性に関して，単一症候性 NE と非単一症候性 NE に区別して審議を行った．単一症候性 NE に対しては，がまん訓練による NE の改善効果はないことが複数報告されている．大規模な二重盲検 RCT はないものの，パネル会議ではデスモプレシンやアラーム療法といった積極的治療の開始の遅れや DV への悪影響も懸念されることから，がまん訓練を肯定する推奨とエビデンスを示すことができないと判断した．一方，わが国の実臨床では，がまん訓練の指導法に長けたエキスパートが行う場合や，がまん訓練を強く希望する患者に対しては，必ずしも否定されるものではないと判断した．パネル会議では一部のエキスパートによる単一症候性 NE に対するがまん訓練の導入は許容されると考えられるものの，その他一般のプライマリケア医がほかの生活指導や治療法と同等にがまん訓練を導入することは避けたほうがよいとの意見も出た．これらを踏まえ，本 CQ では単一症候性 NE に対してはがまん訓練を行わないことを提案する（2C）とした．

　一方，非単一症候性 NE に対しては，標準的ウロセラピーで症状改善が乏しく，極めて膀胱容量の小さい患者でかつ LUTS を伴う場合には，NE の改善効果を認める可能性があることをパネル会議において確認した．この方針は最近の ICCS による非単一症候性 NE への診療アプローチにも含まれている．そのため非単一症候性 NE の昼間の下部尿路症状に対してはがまん訓練を一律に行うのではなく，事前に患者を選別することを前提に，がまん訓練を導入することを意図した．以上をふまえ，本 CQ では，非単一症候性 NE の昼間の下部尿路症状に対して，一律にはがまん訓練を行わないことを推奨する（1C）とした．

　益と害のバランスについて，非単一症候性 NE に対するがまん訓練では，昼間の下部尿路症状の改善が NE の改善にも好影響を与える可能性があげられた．単一症候性 NE および非単一症候性 NE に対するがまん訓練によって生じる有害事象は，DV の悪化や尿路感染症の併発が考えられた．そのため明確なエビデンスは示すことは困難なものの，付帯事項として CAKUT や DV を合併した NE に対してがまん訓練を行わないことを追記し，注意喚起とした．

　正味の利益とコストや資源のバランスに関して，がまん訓練が NE 診療に及ぼす影響を検討された報告は得られなかった．

　審議結果，可（7 名），不可（0 名），要修正（3 名）．要修正と指摘された点については修正を行い，再度のメール審議によって承認された．

文献検索式

● PubMed（文献検索日：2020 年 11 月 30 日）

（bedwetting OR bed-wetting OR "nocturnal enuresis" [mesh] OR "enuresis" [mesh]）AND（"exerise" [tw] OR "training" [tw]）AND 1940 [dp]：2020/09 [dp] AND（english [la] OR japanese [la]）
検索結果：260 件

● 医中誌（文献検索日：2020 年 11 月 30 日）

（（夜間遺尿症/TH or 夜尿症/AL）or（夜間遺尿症/TH or 夜間遺尿症/AL）or（夜間遺尿症/TH or 夜尿/AL））and（がまん/AL or（体育とトレーニング/TH or 訓練/AL）or トレーニング/AL）and（PT＝会議録除く）and DT＝1940：2020
検索結果：54 件

さらに検索された文献の参考文献や総説などのなかから，委員会で検討し重要と判断した文献も含めた．

文献

1）日本排尿機能学会過活動膀胱診療ガイドライン作成委員会編．過活動膀胱診療ガイドライン．第 2 版．東京：リッチヒルメディカル．2015：126.

2）Nieuwhof-Leppink AJ, Hussong J, Chase J, et al. Definitions, indications and practice of urotherapy in children and adolescents：-A standardization document of the International Children's Continence Society（ICCS）. J Pediatr Urol 2021；17：172-181.

3）National Institute for Health and Care Excellence（NICE）. Nocturnal enuresis：The management of bedwetting in children and young people. National Clinical Guideline Centre. 2010.
https://www.nice.org.uk/guidance/cg111/evidence/cg111-nocturnal-enuresis-the-management-of-bedwetting-in-children-and-young-people-full-guideline3（accessed on Sep 5, 2020）

4）CQ6 夜尿症の診療において排尿訓練は推奨されるか．In：日本夜尿症学会編．夜尿症診療ガイドライン 2016．東京：診断と治療社．2016：58-61.

5）Muellner SR. Development of urinary control in children：new concept in cause, prevention and treatment of primary enuresis. J Urol 1960；84：714-716.

6）Starfield B, Mellits ED. Increase in functional bladder capacity and improvements in enuresis. J Pediatr 1968；72：483-487.

7）Kimmel HD, Kimmel E. An instrumental conditioning method for the treatment of enuresis. J Behav Ther and Exp Psychiat 1970；1：121-123.

8）Paschalis AP, Kimmel HD, Kimmel E. Further study of diurnal instrumental conditioning in the treatment of enuresis nocturna. J

Behav Ther and Exp Psychiat 1972；3：253-256.

9）Jarvis GJ. Bladder drill for the treatment of enuresis in adults. Brit. J Urol 1982；54：118-119.

10）Kahan E, Morel D, Amir J, et al. A controlled trial of desmopressin and behavioral therapy for nocturnal enuresis. Medicine（Baltimore）1998；77：384-388.

11）Bennett GA, Walkden VJ, Curtis RH, et al. Pad-and-buzzer training, dry-bed training, and stop-start training in the treatment of primary nocturnal enuresis. Behav Cogn Psychother 1985；13：309-319.

12）Iester A, Marchesi A, Cohen A, et al. Functional enuresis：pharmacological versus behavioral treatment. Childs Nerv Syst 1991；7：106-108.

13）Harris LS, Purohit AP. Bladder training and enuresis：a controlled trial. Behav Res Ther 1977；15：485-490.

14）Van Hoeck KJ, Bael A, Van Dessel E, et al. Do holding exercises or antimuscarinics increase maximum voided volume in monosymptomatic nocturnal enuresis? a randomized controlled trial in children. J Urol 2007；178：2132-2136.

15）Hamano S, Yamanishi T, Igarashi T, et al. Functional bladder capacity as predictor of response to desmopressin and retention control training in monosymptomatic nocturnal enuresis. Eur Urol 2000；37：718-722.

16）山西友典, 始関吉生, 五十嵐辰男, 他：夜尿症の治療：膀胱訓練. 日泌尿会誌 1986；77：1868-1873.

17）山西友典, 五十嵐辰男, 村上信乃, 他：夜尿症に対する薬物療法と膀胱訓練の比較. 泌尿紀要 1988；34：102-106.

18）井口　宏, 池内隆夫, 甲斐祥生. 機能的夜尿症における膀胱訓練法の効果. 夜尿症研究 1998；3：35-38.

19）Baker BL. Symptom treatment and symptom substitution in enuresis. J Abnorm Psychol 1969；74：42-49.

夜尿症の診療において便秘の精査・加療は推奨されるか？

推奨	推奨グレード
単一症候性夜尿症に対して，便秘の精査・加療を行うことを提案する．	2C
非単一症候性夜尿症の昼間の下部尿路症状に対して，便秘の精査・加療を行うことを推奨する．	1B

解説

　夜尿のある小児はない小児に比べて便秘を合併する率が高く，非単一症候性夜尿症(nocturnal enuresis：NE)のほうが単一症候性 NE よりも便秘を合併する率が高い．また，便秘治療によって，夜尿や昼間の下部尿路症状(lower urinary tract symptoms：LUTS)は改善するが，昼間の LUTS のほうが便秘治療によって改善する率が高い．

　NE 患者のうち，便秘を併存しているのは 6.7〜20.8%[1-10] であると報告されており，これに対して夜尿のない小児に便秘がある割合は 1.5〜26.5%[1,5-10] であり，NE 患者では明らかに便秘の合併率が高い[1,5-7,11] という報告が多いが，有意差はないという報告もある[8-10]．また，便秘患者の 22.5% に夜尿を認めると報告されている[12]．

　NE 患者のうち，単一症候性 NE 群と非単一症候性 NE 群における便秘の合併率はそれぞれ 6〜45%[1,13-17]，14〜59%[1,13-16] と報告されている．便秘の合併率は非単一症候性 NE 群で有意に高いという報告[1,7,14] が多いが，有意差はないという報告[15,16] もある．

　便秘のある小児(971 人)と便秘のない小児(4,269 人)の単一症候性 NE の合併率はそれぞれ 3%，3.6% と有意差はないが，非単一症候性 NE を合併しているのはそれぞれ 33 人(3.4%)，94 人(2.2%)で($p<0.05$)，有意に便秘のある小児のほうが非単一症候性 NE を合併する割合が高いという報告がある[18]．

　排便状態の評価方法・治療については総論 3，総論 5 を参照されたい．

　便秘を併存した単一症候性 NE，非単一症候性 NE の患者に対して便秘治療のみを行い，夜尿・昼間尿失禁(daytime urinary incontinence)の変化を検討した研究は少ない．

　便秘(直腸診で便塞栓あり)を合併した昼間尿失禁かつ/または夜尿患者(夜尿のみ 43%，夜尿・昼間尿失禁ともにあり 21%，昼間尿失禁のみ 36%)に 1 年間の便秘治療を行ったところ，52% の便秘が改善，便秘改善群では昼間尿失禁の 89%，夜尿の 63% が消失，これに対して便秘非改善群での昼間尿失禁消失率，夜尿消失率はそれぞれ 61%，33% と，便秘改善群で有意に昼間尿失禁消失率，夜尿消失率が高い($p<0.05$)という報告がある[19]．

便秘（Rome III 診断基準で診断）を合併した昼間尿失禁かつ/または夜尿患者（夜尿のみ 10%，夜尿・昼間尿失禁ともにあり 70%，昼間尿失禁のみ 20%）に便秘治療（中央値 77 日）を行ったところ，96% で排便状態が改善，そのうち昼間尿失禁，夜尿頻度減少が 50% 以上であった患者の割合はそれぞれ 68%，15% と，便秘治療の効果は昼間尿失禁で有意に高い（$p<$ 0.0001）という報告がある[20]．

排便のみに対する治療ではないが，機能性排尿排便障害（bladder bowel dysfunction：BBD）に対する標準的ウロセラピー（urotherapy）は一定の効果があるが，ウロセラピストと 1 対 1 で行ってもグループで行っても症状改善の程度に差はないと報告されている[21]．

標準的ウロセラピーのみを行った群と，標準的ウロセラピーに加えて特定の介入を要するウロセラピー（骨盤底筋訓練[22,23]，骨盤底電気刺激療法[24]，アニメーションを用いたバイオフィードバック療法[25]）を行った群では，後者のほうが有意に症状改善率が高いと報告されている．

BBD に対するウロセラピーの研究に対するシステマティックレビュー[26]によると，標準的ウロセラピーによる平均症状改善率は便秘 43%，昼間尿失禁 39.5%，夜尿 28.5% であり，便秘に対する標準的ウロセラピーは食事指導（食物繊維の多いものを摂取するように指導する）が最も多く，緩下剤投与，定時排便（毎食後に 5 分間トイレに座るように指導する）などがあり，関連する指導項目としては，飲水指導，排泄時の姿勢の指導があるが，標準的ウロセラピーの 1 回施行時間・頻度を明記している報告は少ないと報告している．

パネル会議・審議結果

夜尿患者に対する便秘の精査・加療の有用性に関して，単一症候性 NE と非単一症候性 NE の昼間の LUTS に区別して審議した．

非単一症候性 NE の昼間の LUTS に対する便秘治療の有用性については，ランダム化比較試験（randomized controlled trial：RCT）は存在しないものの多数報告されており，非単一症候性 NE の昼間の LUTS に対する便秘の精査・加療は推奨する（1B）とした．

これに対して，単一症候性 NE に対する便秘治療の有用性は，非単一症候性 NE の昼間の LUTS に対する有用性よりやや劣ると報告されており，単一症候性 NE に対する便秘の精査・加療は提案する（2C）とした．

益と害のバランスについて，単一症候性 NE に対しても，非単一症候性 NE の昼間の LUTS に対しても便秘の精査・加療によって生じる有害事象はない．

正味の利益とコストや資源のバランスに関して，便秘の精査・加療が夜尿診療に及ぼす影響を検討した報告は得られなかった．

議決結果，可（10 名），不可（0 名），要修正（0 名）．

文献検索式

● PubMed（文献検索日：2020 年 11 月 30 日）

（bedwetting OR bed-wetting OR "nocturnal enuresis" [mesh] OR "enuresis" [mesh]）AND（defecation [tw] OR constipation [tw]）AND 1940 [dp]：2020/09 [dp] AND（english [la] OR japanese [la]）
検索結果：191 件

● 医中誌（文献検索日：2020 年 11 月 30 日）

（（夜間遺尿症/TH or 夜尿症/AL）or（夜間遺尿症/TH or 夜間遺尿症/AL）or（夜間遺尿症/TH or 夜尿/AL））and（（便秘/TH or 便秘/AL）or（排便/TH or 排便/AL））and（PT＝会議録除く）and DT＝1940：2020
検索結果：80 件

さらに検索された文献の参考文献や総説などのなかから，委員会で検討し重要と判断した文献も含めた.

文献

1）梶原　充，牟田口和昭，花田麻里，他. 泌尿器科医療のニッチとボーダー：夜尿症を契機に認められる下部尿路疾患について泌尿器科医は何を行うべきか. 西日本泌尿器科 2006；68：310-314.

2）Fockema MW, Candy GP, Kruger D, et al. Enuresis in South African children：prevalence, associated factors and parental perception of treatment. BJU Int 2012；110（11 Pt C）：E1114-E1120.

3）Chang JW, Yang LY, Chin TW, et al. Clinical characteristics, nocturnal antidiuretic hormone levels, and responsiveness to DDAVP of school children with primary nocturnal enuresis. World J Urol 2012；30：567-571.

4）Ferrara P, Ianniello F, Romani L, et al. Five years of experience in nocturnal enuresis and urinary incontinence in children：where we are and where we are going. Urol Int 2014；92：223-229.

5）Inan M, Tokuc B, Aydiner CY, et al. Personal characteristics of enuretic children：an epidemiological study from South-East Europe. Urol Int 2008；81：47-53.

6）Cayan S, Doruk E, Bozlu M, et al. The assessment of constipation in monosymptomatic primary nocturnal enuresis. Int Urol Nephrol 2001；33：513-516.

7）Hsiao YC, Wang JH, Chang CL, et al. Association between constipation and childhood nocturnal enuresis in Taiwan：a population-based matched case-control study. BMC Pediatr 2020；20：35.

8）Sarici H, Telli O, Ozgur BC, et al. Prevalence of nocturnal enuresis and its influence on quality of life in school-aged children. J Pediatr Urol 2016；12：159. e1-6.

9）Esezobor CI, Balogun MR, Ladapo TA. Prevalence and predictors of childhood enuresis in southwest Nigeria：findings from a cross-sectional population study. J Pediatr Urol 2015；11：338. e1-6.

10）Mejias SG, Ramphul K. Nocturnal enuresis in children from Santo Domingo, Dominican Republic：a questionnaire study of prevalence and risk factors. BMJ Paediatr Open 2018 30；2：e000311.

11）Hamed A, Yousf F, Hussein MM. Prevalence of nocturnal enuresis and related risk factors in school-age children in Egypt：an epidemiological study. World J Urol 2017；35：459-465.

12）Dehghani SM, Basiratnia M, Matin M, et al. Urinary tract infection and enuresis in children with chronic functional constipation. Iran J Kidney Dis 2013；7：363-366.

13）Ferrara P, Autuori R, Dosa F, et al. Medical comorbidity of nocturnal enuresis in children. Indian J Nephrol 2019；29：345-352.

14）Naseri M, Hiradfar M. Monosymptomatic and non-monosymptomatic nocturnal enuresis：a clinical evaluation. Arch Iran Med 2012；15：702-706.

15）Ma Y, Shen Y, Liu X. Constipation in nocturnal enuresis may interfere desmopressin management success. J Pediatr Urol 2019；15：177. e1-177. e6.

16）Arena S, Patricolo M. Primary monosymptomatic nocturnal enuresis and associated factors in a referral continence clinic of Abu Dhabi. Pediatr Med Chir 2017；39：150.

17）Nascimento Fagundes S, Azevedo Soster L, Lebl AS, et al. Impact of a multidisciplinary evaluation in pediatric patients with nocturnal monosymptomatic enuresis. Pediatr Nephrol 2016；31：1295-1303.

18）Kajiwara M, Inoue K, Kato M, et al. Nocturnal enuresis and overactive bladder in children：an epidemiological study. Int J Urol 2006；13：36-41.

19）Loening-Baucke V. Urinary incontinence and urinary tract infection and their resolution with treatment of chronic constipation of childhood. Pediatrics 1997；100（2 Pt 1）：228-232.

20）Borch L, Hagstroem S, Bower WF, et al. Bladder and bowel dysfunction and the resolution of urinary incontinence with successful management of bowel symptoms in children. Acta Paediatr 2013；102：e215-e220.

21）Brownrigg N, Pemberton J, Jegatheeswaran K, et al. A pilot randomized controlled trial evaluating the effectiveness of group vs individual urotherapy in decreasing symptoms associated with bladder-bowel dysfunction. J Urol 2015；193：1347-1352.

22）Vesna ZD, Milica L, Stanković I, et al. The evaluation of combined standard urotherapy, abdominal and pelvic floor retraining in children with dysfunctional voiding. J Pediatr Urol 2011；7：336-341.

23）Vesna Z, Milica L, Marina V, et al. Correlation between uroflowmetry parameters and treatment outcome in children with dysfunctional voiding. J Pediatr Urol 2010；6：396-402.

24）Zivkovic VD, Stankovic I, Dimitrijevic L, et al. Are Interferential electrical stimulation and diaphragmatic breathing exercises beneficial in children with bladder and bowel dysfunction? Urology 2017；102：207-212.

25）Kajbafzadeh AM, Sharifi-Rad L, Ghahestani SM, et al. Animated biofeedback：an ideal treatment for children with dysfunctional elimination syndrome. J Urol 2011；186：2379-2384.

26）Assis GM, Silva CPCD, Martins G. Urotherapy in the treatment of children and adolescents with bladder and bowel dysfunction：a systematic review. J Pediatr（Rio J）2019；95：628-641.

CQ 6 | 夜尿症の診療においてデスモプレシンは推奨されるか？

推奨	推奨グレード
デスモプレシン（経口薬）を第一選択の治療の一つとして推奨する．	1A

解説

　デスモプレシン酢酸塩水和物（1-deamino-8-D-arginine-vasopressin）は抗利尿ホルモンであるバソプレシンの誘導体であり，バソプレシン V2 受容体に選択的に結合する薬剤である．デスモプレシンは中枢性尿崩症（central diabetes insipidus）の治療薬として開発されたが，1977年に Dimson により夜尿症（nocturnal enuresis：NE）患者に効果があることが初めて報告された[1]．それ以降，NE に対するデスモプレシンの有効性と安全性に関する報告が多数なされている[2-8]．わが国においても 2003 年から，まず点鼻薬が保険適用となり，効能効果承認後の市販後調査において有効性と安全性が確認された[9]．その後，2012 年に経口薬（口腔内崩壊錠）が保険適用となり，点鼻薬と同様に有効性と安全性が認められている[10]．

　デスモプレシンの注意するべき副作用は，水中毒や低ナトリウム血症である[11-13]．特に水中毒はデスモプレシン投与前の多量の水分摂取との関連が指摘されている[11]．このためデスモプレシン投与前に水分を多量に摂取したときはデスモプレシンを服薬しないように保護者および患者に十分に説明する必要がある．

I. デスモプレシンの使用方法

　デスモプレシンは，生活指導，排尿指導や排便習慣などの行動療法で NE が改善しない 6歳以上の患者に対する第一選択の治療薬である[14]．本剤は夜間多尿で機能的膀胱容量が正常な患者で最も効果があるとされている[15,16]．わが国におけるデスモプレシン口腔内崩壊錠（ミニリンメルト®）の添付文章の「効能又は効果」には「尿浸透圧あるいは尿比重の低下に伴う夜尿症」との記載があり，尿浸透圧と尿比重の目安として「夜尿翌朝尿浸透圧の平均値が 800 mOsm/L 以下あるいは尿比重の平均値が 1.022 以下」と記載されている．しかし，国際小児禁制学会（International Children's Continence Society：ICCS）の NE の診療指針[14]には尿浸透圧と尿比重に関しては言及されていない．起床時の尿浸透圧あるいは尿比重とデスモプレシン治療反応性との関係についてはわが国から報告されており，尿浸透圧あるいは尿比重が低下していない NE 患者のデスモプレシンの治療反応性は必ずしも悪いわけではないことが研

究結果で示されている[17,18].

　デスモプレシンは就寝中の尿の産生を減らす目的で使用するため, 2020 年の ICCS の診療指針では就寝 1 時間前に服薬させると記載されている[14]. 初期量は 120 μg で開始し, 治療効果不良であれば最大量である 240 μg に増量する. デスモプレシンを 240 μg に増量しても治療効果がない場合は漫然と投与することを避ける必要があり, ICCS の診療指針ではその判断は投与後 1～2 週間で行うと記載されている[14]. Ikeda[19] は, 単一症候性 NE の治療でデスモプレシン口腔内崩壊錠 120 μg から 240 μg に増量した患者において, 増量後の有効例と無効例の 2 群に分けた場合の増量後の効果に影響を与える因子について後方視的に検討している. その結果, デスモプレシン 120 μg 投与前後の夜尿日数のみが統計的に独立した予後因子であり, 120 μg 投与により夜尿日数が 1.5 日/2 週間以上減少すると, 78.1% の確率で増量後有効例になる可能性があると報告している. なお, デスモプレシンはわが国においては現在もスプレー製剤が処方可能であるが ICCS の診療指針では錠剤あるいは口腔内崩壊錠の使用方法のみの記載となっている[14]. デスモプレシンに対して治療が有効であった場合の薬剤の減量方法については段階的な減量方法により再発率が減少するとの報告があるが[20-23], 一方で否定的な研究結果もある[24].

　デスモプレシンを患者が宿泊行事で使用を予定している場合は,「事前の試用」が必要であることを患者や保護者に説明し, 用量調節と, 薬が有効である確証を得るために, 行事の少なくとも 6 週間前からの試用を勧める(参考 1 参照).

　デスモプレシンの副作用である希釈性低ナトリウム血症の予防のために, 服薬 1 時間前から 8 時間後までの飲水量を 240 mL 以内[12]に, あるいは就寝前 1 時間の飲水量を 200 mL 以内[14]に制限することが望ましい. デスモプレシンの服薬は体液や電解質の異常が想定される場合(例:熱, 頻回の嘔吐や下痢, 激しい運動時, 水分過剰摂取時)には使用を中断するべきである. また, デスモプレシンは低ナトリウム血症がある場合やその既往のある患者では使用するべきではない. なお, NE に対してデスモプレシンを使用している場合でも, 体重, 血清電解質, 血圧, 尿浸透圧をルーチンに測定する必要はない[25].

II. デスモプレシンの効果

　デスモプレシンの NE に対する治療効果については国内外から多数の臨床試験が発表されており 2002 年にコクランのシステマティックレビューとして報告されている[2]. 47 のランダム化比較試験(randomized controlled trial:RCT)で合計 3,448 名の NE 患者が対象となり, そのうち 2,210 名にデスモプレシン点鼻スプレー製剤 20 μg が投与されている. これらの報告のうち, デスモプレシン単独群(他の薬剤・治療の併用はなし)とプラセボ群と比較した結果は, デスモプレシン群はプラセボ群と比べて有意に投与中 1 週間当たりの夜尿日数が減少することが明らかになった. わが国でも 2003 年にデスモプレシン点鼻スプレー製剤のプラセボを対照薬とした二重盲検比較試験の結果が報告されている. 試験薬を投与された 151 名(デスモプレシン投与 76 名, プラセボ投与 75 名)に対して有効性の解析が行われ, 夜尿日数は試験薬投与前の前観察期間と比べてデスモプレシン群 4.3±4.1 日, プラセボ群 1.7±3.1 日と有意に減少することが確認された($p<0.001$)[26].

　2012年からデスモプレシン口腔内崩壊錠がわが国でも保険適用となり，2013年に有効性と安全性の評価試験が実施されている．この試験はデスモプレシン口腔内崩壊錠（120 μg）とプラセボを使用した二重盲検並行群間比較の用量漸増試験として実施され，開始用量を120 μgとして2週間観察する期間を投与期Ⅰとし，さらにその2週間後に当該用量の効果不十分の場合は240 μgに増量しさらに2週間観察する期間を投与期Ⅱとして行われた．その結果，デスモプレシン服薬群は服薬前と比較して投与期Ⅰ，投与期Ⅱともに平均夜尿日数が有意に減少した（それぞれ2.95日，3.24日減少）．さらに投与期Ⅰ，Ⅱにおける平均夜尿日数の群間差はそれぞれ1.63日（$p = 0.018$），および1.81日（$p = 0.009$）との結果を得て，デスモプレシン服薬群はプラセボ群と比較して有意な治療効果を示した．この結果はわが国で実施されたデスモプレシン点鼻スプレー製剤の臨床試験の成績と近似していた[27]．

　デスモプレシン点鼻スプレー製剤と経口製剤（錠剤）との比較試験が数例報告されているが，点鼻スプレー製剤と経口製剤との間で有効性に有意差は認められていない[28,29]．しかし，点鼻スプレー製剤から口腔内崩壊錠に変更した場合，口腔内崩壊錠のほうが夜尿日数の減少効果が高いとの報告がある[30,31]．

　デスモプレシンの有効性に関する長期評価についても報告されている．75名の単一症候性NE患者を無作為にデスモプレシン製剤（錠剤）単独治療群，アラーム療法単独治療群，そしてデスモプレシンとアラーム療法の併用療法群の3群に割り付け，治療終了から12か月後に治療効果を評価している．その結果，デスモプレシン単独群の84.2%がICCSの治療効果評価の「有効」（治療開始後，夜尿頻度が50〜99%減少）以上となっていた[32]．そのほか，治療開始後6か月時点の治療評価「著効」（治療開始後，夜尿頻度が100%減少，または1か月で1回未満に減少）が80.0%であったとの報告がある[33]．

　再発率に関しては，以前の報告は長期の観察期間でない，あるいはスプレー製剤の使用によるためか，デスモプレシン中止後の再発率は65%とアラーム療法よりも高率であった[2]．しかし，上述した研究の長期観察の報告では，デスモプレシン錠剤による治療後の再発率は5.3%とされている[32]．Ikedaら[19]は，デスモプレシン口腔内崩壊錠で「著効」になった患者のうち，6か月以内に1回/月以上夜尿を認める場合を再発群，1回/月未満を著効継続群としてデスモプレシン服薬中と服薬終了後の起床時尿浸透圧と夜間尿量を評価している．その結果，58名に対してデスモプレシン口腔内崩壊錠による治療が施行され，著効継続群が41名（70%）で再発群が17名（29%）であった．また，著効継続群は再発群と比較して起床時の尿浸透圧が統計学的に有意に高く，夜間尿量は統計学的に再発群が有意に多かった．その他の長期観察を評価した研究結果では，デスモプレシン治療後の再発率が21.4%であったとの報告がある[33]．

III. デスモプレシン治療抵抗性の患者に対して

　デスモプレシンは長期を含めて，前述の通り70〜80%がNE治療に対して有効であるが，「無効」（治療開始後，夜尿頻度が0〜49%減少）例も存在する．無効例に対して他の薬剤や治療法に変更する前に服薬方法について確認する必要がある．デスモプレシンは食直後に服薬した場合，血中濃度が十分に上昇しない[34,35]．そのため，服薬時間が夕食後から少なくとも

1 時間以上空いているか確認が必要である．また，口腔内崩壊錠は口腔内粘膜から吸収をさせないと血中濃度が十分に上昇しない[35]．デスモプレシン口腔内崩壊錠の服薬に対して，4割近い患者が「苦い，不味い」など不快を感じているとの報告もある[36]．そのため，服薬指導が不十分であれば口腔内で崩壊させず飲み込んでいる可能性があるので確認が必要である．

そのほか，デスモプレシン治療抵抗性の理由として，便秘の存在がデスモプレシンに対する反応に悪影響を及ぼすとの報告[37]，小学校からの下校後に習い事をすることでデスモプレシンを服薬できない日が生じ，結果的に治療効果が低下するとの報告[38]，受動喫煙によりデスモプレシン治療反応性が低下するとの報告[39]や尿中ナトリウムの過度排泄あるいは塩分過剰摂取とデスモプレシン治療反応性の低下との関係を示す報告などがある[40-42]．

デスモプレシン治療抵抗性への対策の一つとして，西﨑らはデスモプレシン口腔内崩壊錠240 μg を使用しても治療効果が乏しい患者に対して，就寝1時間前と就寝直前に120 μg を2回に分けて服薬させた場合，240 μg を1回で服薬した場合よりも夜尿日数は統計学的に有意に減少したと報告している[43]．また，Hara ら[44]は，デスモプレシンの有効性を予測するバイオマーカーとしてバソプレシンの前駆物質である血中コペプチンに注目した研究を報告している．32名の単一症候性 NE 患者に対してデスモプレシン口腔内崩壊錠120 μg あるいは240 μg で治療を開始したのち，治療反応群と治療無反応群の2群に分け，両群の血漿コペプチン濃度や尿中アクアポリン2濃度の昼夜比を評価している．結果は治療8週間後の尿中アクアポリンの昼夜比と夜尿のある日の割合との間に統計学的に有意な負の相関を認めていた（$p <$ 0.001）．また，治療開始前の血漿コペプチンの昼夜比は治療無反応群と比較して治療反応群では統計学的に有意に高値（相対的に治療無反応群の夜間血漿コペプチン濃度が低値）であることを示した．この結果から，尿中アクアポリン2は治療中のデスモプレシン治療効果判定のバイオマーカーであるが，治療前の血漿コペプチン濃度はデスモプレシン治療反応の予測因子であると述べている．

IV. デスモプレシンの副作用

小児 NE 患者に対するデスモプレシン投与に伴う副作用のうち，重篤な副作用として水中毒や低ナトリウム血症があげられる[11-13]．水中毒はデスモプレシン投与前に多量の水分を摂取することとの関連が指摘されている[11]．そのため，水分を多量に摂取したときはデスモプレシンを服薬しないように保護者および患者に説明する必要がある．2013年に欧米において，デスモプレシン製剤，特に点鼻製剤におけるけいれんを伴う重篤な低ナトリウム血症の副作用報告が集積された[45]．その結果，デスモプレシン投与に伴う低ナトリウム血症による意識レベルの低下あるいはけいれんを起こした患者が54名報告されていることがわかった．ほとんどの患者において低ナトリウム血症はデスモプレシン投与14日以内に発症していた．そして，54名中47名に点鼻スプレー製剤が投与されており，経口製剤と比較して重篤な低ナトリウム血症を起こしやすい傾向があることがわかり，経口製剤が承認されている国では点鼻製剤の適応が削除され，経口製剤への切り替えが推奨されている[9]．

また，2018年にデスモプレシン口腔内崩壊錠を服薬した237名の副作用の発現を調査した報告がある．同報告では22件の副作用が記載されているが，けいれんなど重度の水中毒は認

めていない．わが国では諸外国と比べて夜間の水分摂取の管理が徹底されているため，国内第 III 相試験[27]も含めて欧米のような水中毒は口腔内崩壊錠では報告されていないが，2016年に NE に対してデスモプレシンスプレー製剤と三環系抗うつ薬の併用中に低ナトリウム血症と血清浸透圧低下に起因すると考えられる無熱性けいれんの症例について学会発表がされている．

パネル会議・審議結果

　NE に対する治療薬としてデスモプレシン服薬の有用性に関して審議をした．デスモプレシンが NE に対する治療薬として使用されるようになって以降，多数の治療有効性に対する報告がされている．また，デスモプレシンの代表的な副作用である希釈性低ナトリウム血症や水中毒は夜間の服薬前の水制限を厳密にする，あるいは水分摂取過多のときには休薬する対応によりけいれんなどの重篤な副作用を起こさないことも明らかになっている．上記のようにデスモプレシンの有効性と安全性に対するエビデンスが多数あることから，委員会での審議の結果，全会一致で「デスモプレシン（経口薬）を第一選択の治療の一つとして推奨する」(1A)とした．
　議決結果，可(10 名)，不可(0 名)，要修正(0 名)．

文献検索式

● PubMed（文献検索日：2020 年 11 月 30 日）

（bedwetting OR "bed-wetting" OR "nocturnal enuresis" [mesh] OR "enuresis" [mesh]）AND（desmopressin OR Deamino Arginine Vasopressin [majr]）AND 1940 [dp]：2020/09 [dp] AND（english [la] OR japanese [la]）
検索結果：622 件

● 医中誌（文献検索日：2020 年 11 月 30 日）

（（（（（夜間遺尿症/TH or 夜尿症/AL）or（夜間遺尿症/TH or 夜間遺尿症/AL）or（夜間遺尿症/TH or 夜尿/AL））and（Deamino/AL and（Arginine/TH or Arginine/AL）and（"Arginine Vasopressin"/TH or Vasopressin/AL）or（"Deamino Arginine Vasopressin"/TH or desmopressin/AL）or（"Deamino Arginine Vasopressin"/TH or デスモプレシン/AL））and（薬物療法/AL））and（PT＝会議録除く）））and（DT＝1940：2020）
検索結果：200 件

さらに検索された文献の参考文献や総説などのなかから，委員会で検討し重要と判断した文献も含めた．

文献

1) Dimson SB. Desmopressin as a treatment for enuresis. Lancet 1977；1：1260.
2) Glazener CM, Evans JH. Desmopressin for nocturnal enuresis in children. Cochrane Database Syst Rev 2002；CD002112.
3) Ghasemi K, Esteghamati M, Mohammadzadeh M, et al. Desmopressin versus Oxybutynin for Nocturnal Enuresis in Children in Bandar Abbas：A Randomized Clinical Trial. Electron Physician 2016；8：2187-2193.
4) Tas N, Kandur Y, Fidan K, et al. The effect of antidiuretic hormone on urine and serum electrolyte levelsin children with primary monosymptomatic nocturnal enuresis. Turk J Med Sci 2017；47：1328-1332.
5) Ferrara P, Del Vescovo E, Ianniello F, et al. Desmopressin 120 mcg, 180 mcg, 240 mcg：The right treatment for the right patient. Arch Ital Urol Androl 2018；90：127-129.
6) Ferrara P, Franceschini G, Mercurio S, et al. The adverse effects of oral desmopressin lyophilisate（MELT）：personal experience on enuretic children. Turk J Urol 2018；44：51-55.
7) Tai TT, Tai BT, Chang YJ, et al. Experience Of Medical Treatment With Desmopressin And Imipramine In Children With Severe Primary Nocturnal Enuresis In Taiwan. Res Rep Urol 2019；11：283-289.
8) Radojicic Z, Milivojevic S, Milin Lazovic J, et al. Therapeutic effects of desmopressin in primary monosymptomatic noctural enuresis treatment depending on Patients'Age. J Pediatr Urol 2020；16：646-646.
9) 中目暢彦，北山慎二．夜尿症に対するデスモプレシン・スプレー 10 協和の使用成績調査．夜尿症研究 2010；15：13-18.
10) 横谷　進，Norgaard Jens P. 夜間尿浸透圧低下型夜尿症に対するデスモプレシン口腔内崩壊錠の有効性と安全性．臨床第 III 相試験．Prog Med 2013；33：2445-2454.
11) Robson WL, Nørgaard JP, Leung AK. Hyponatremia in patients with nocturnal enuresis treated with DDAVP. Eur J Pediatr 1996；

155：959-962.

12) Van de Walle J, Stockner M, Raes A, et al. Desmopressin 30 years in clinical use：a safety review. Curr Drug Saf 2007：2：232-238.

13) Van de Walle J, Van Herzeele C, Raes A. Is there still a role for desmopressin in children with primary monosymptomatic nocturnal enuresis?：a focus on safety issues. Drug Saf 2010：33：261-271.

14) Nevéus T, Fonseca E, Franco I, et al. Management and treatment of nocturnal enuresis：an updated standardization document from the International Children's Continence Society. J Pediatr Urol 2020：16：10-19.

15) Hunsballe JM, Hansen TK, Rittig S, et al. The efficacy of DDAVP is related to the circadian rhythm of urine output in patients with persisting nocturnal enuresis. Clin Endocrinol（Oxf）1998：49：793-801.

16) Nevéus T, Tuvemo T, Läckgren G, et al. Bladder capacity and renal concentrating ability in enuresis：pathogenic implications. J Urol 2001：165：2022-2025.

17) Akagawa S, Tsuji S, Akagawa Y, et al. Desmopressin response in nocturnal enuresis showing concentrated urine. Pediatr Int 2020：62：701-704.

18) Nishizaki N, Hirano D, Shimizu T. Is urinary concentration important in desmopressin treatment for enuresis? Pediatr Int 2020：62：1309-1310.

19) Ikeda H, Watanabe T, Isoyama K. Increased renal concentrating ability after long-term oral desmopressin lyophilisate treatment con-tributes to continued success for monosymptomatic nocturnal enuresis. Int J Urol 2017：24：698-702.

20) Gökçe Mİ, Hajıyev P, Süer E, et al. Does structured withdrawal of desmopressin improve relapse rates in patients with monosymp-tomatic enuresis? J Urol 2014：192：530-534.

21) Ohtomo Y, Umino D, Takada M, et al. Gradual tapering of desmopressin leads to better outcome in nocturnal enuresis. Pediatr Int 2015：57：656-658.

22) Dalrymple RA, Wacogne ID. Gradual withdrawal of desmopressin in patients with enuresis leads to fewer relapses than an abrupt withdrawal. Arch Dis Child Educ Pract Ed 2017：102：335.

23) Chua ME, Silangcruz JM, Chang SJ, et al. Desmopressin withdrawal strategy for pediatric enuresis：a meta-analysis. Pediatrics 2016：138：e20160495.

24) Ferrara P, Romano V, Cortina I, et al. Oral desmopressin lyophilisate（MELT）for monosymptomatic enuresis：structured versus abrupt withdrawal. J Pediatr Urol 2014：10：52-55.

25) National Institute for Health and Care Excellence（NICE）：Nocturnal enuresis：The management of bedwetting in children and young people. National Clinical Guideline Centre, 2010.
http://www.nice.org.uk/guidance/cg111/evidence/full-guideline-136241965（accessed on Oct 25, 2020）

26) 帆足英一, 赤司俊二, 相川　務, 他. 酢酸デスモプレシン（KW-8008）の「夜間尿浸透圧低下型」夜尿症に対する臨床評価：プラセボを対照薬とした二重盲検比較試験. 小児科臨床 2003：56：965-982.

27) 横谷　進, Norgaard JP. 夜間尿浸透圧低下型夜尿症に対するデスモプレシン口腔内崩壊錠の有効性と安全性：臨床第III相試験. Progress in Medicine 2013：33：2445-2454.

28) Fjellestad-Paulsen A, Wille S, Harris AS. Comparison of intranasal and oral desmopressin for nocturnal enuresis. Arch Dis Child 1987：62：674-677.

29) Janknegt RA, Zweers HM, Delaere KP, et al. Oral desmopressin as a new treatment modality for primary nocturnal enuresis in ado-lescents and adults：a double-blind, randomized, multicenter study. Dutch Enuresis Study Group. J Urol 1997：157：513-517.

30) 大友義之, 海野大輔, 高田　大, 他. 経口デスモプレシン製剤（ミニリンメルト OD 錠）を用いた夜尿症治療の経験. 小児科診療 2013：76：661-666.

31) 池田裕一, 布山正貴, 渡邊常樹, 他. 夜尿症患児におけるデスモプレシン製剤変更（経鼻製剤から経口剤への切り替え）による治療効果の後方視的検討. 小児科診療 2014：77：431-435.

32) Fagundes SN, Lebl AS, Azevedo Soster L, et al. Monosymptomatic nocturnal enuresis in pediatric patients：multidisciplinary assessment and effects of therapeutic intervention. Pediatr Nephrol 2017：32：843-851.

33) Cakiroglu B, Arda E, Tas T, et al. Alarm therapy and desmopressin in the treatment of patients with nocturnal enuresis. Afr J Paedi-atr Surg 2018：15：131-134.

34) Michelet R, Dossche L, De Bruyne P, et al. Effects of food and pharmaceutical formulation on desmopressin pharmacokinetics in children. Clin Pharmacokinet 2016：55：1159-1170.

35) デスモプレシン酢酸塩水和物口腔内崩壊錠（ミニリンメルト® OD 錠 120 μg, ミニリンメルト® OD 錠 240 μg）医薬品インタビューフォーム. 第 10 版（2020 年 4 月）フェリング・ファーマ（株）.
https://www.info.pmda.go.jp/go/interview/1/670666_2419001F1023_1_2F.pdf（accessed on Feb 18, 2021）

36) 上杉達也. ミニリンメルトは本当に無味なのか？　夜尿症研究 2019：24：47-51.

37) Ma Y, Shen Y, Liu X. Constipation in nocturnal enuresis may interfere desmopressin management success. J Pediatr Urol 2019：15：177. e1-177. e6.

38) 原　太一, 西﨑直人. 夜尿症に対するデスモプレシン治療に患者の習い事が与える影響. 夜尿症研究 2019：24：29-32.

39) Kaya Aksoy G, Semerci Koyun N, Doğan ÇS. Does smoking exposure affect response to treatment in children with primary mono-symptomatic nocturnal enuresis? J Pediatr Urol 2020：16：47. e1-47. e6.

40) Kamperis K, Rittig S, Jørgensen KA, et al. Nocturnal polyuria in monosymptomatic nocturnal enuresis refractory to desmopressin

treatment. Am J Physiol Renal Physiol 2006；291：F1232-F1240.

41）Tsuji S, Yamaguchi T, Akagawa Y, et al. High daily salt intake had a negative impact on how well nocturnal enuresis treatment worked on children aged 7-10 years. Acta Paediatr 2020；109：193-197.

42）赤司俊二．夜尿症児の尿中 Na 排泄動態と DDAVP 反応性．夜尿症研究 2009；14：23-27.

43）西﨑直人，平野大志．単一症候性夜尿症に対するデスモプレシン時間差投与法の試み．夜尿症研究 2017；22：11-16.

44）Hara T, Ohtomo Y, Endo A, et al. Evaluation of urinary aquaporin 2 and plasma copeptin as biomarkers of effectiveness of desmopressin acetate for the treatment of monosymptomatic nocturnal enuresis. J Urol 2017；198：921-927.

45）Lucchini B, Simonetti GD, Ceschi A, et al. Severe signs of hyponatremia secondary to desmopressin treatment for enuresis：a systematic review. J Pediatr Urol 2013；9：1049-1053.

CQ 7 | 夜尿症の診療において抗コリン薬は推奨されるか？

推奨	推奨グレード
単一症候性夜尿症に対して，抗コリン薬による単独治療を第一選択としないことを推奨する．	1A
デスモプレシン単独治療より早期の改善を望む場合や，デスモプレシンで効果が得られない場合には，抗コリン薬とデスモプレシンの併用療法を提案する．	2B

解説

　抗コリン薬は，非単一症候性夜尿症（nocturnal enuresis：NE）に伴う昼間尿失禁（daytime urinary incontinence），尿意切迫感，頻尿に対して有効である．一方，単一症候性 NE に対して，その単独治療の有効性は一般に乏しく，ランダム化比較試験（randomized controlled trial：RCT）でも夜尿頻度の低下効果は否定されているため[1,2]，第一選択薬としては推奨されない．しかし抗コリン薬はデスモプレシンと併用することで，デスモプレシン単独治療よりも夜尿頻度を有意に低下させることが RCT を含む複数の論文で示されており[3-8]，併用療法としては検討してもよい．

　抗コリン薬の最も注意すべき副作用と問題点は，便秘によるデスモプレシンの効果の減弱と残尿量増加による尿路感染症の発症であり，使用前に適切な排便・排尿習慣の確立を優先させるべきである．なお，いずれの抗コリン薬も現時点では NE に対して承認されておらず，適応外使用となるため，患者の重症度，リスク・ベネフィットを十分考慮したうえで使用を決定する．

I. 抗コリン薬単独治療の有効性

　オキシブチニン，プロピベリンなどの抗コリン薬は，尿意切迫感，頻尿，昼間尿失禁に対しては有効であるが，これら下部尿路症状（lower urinary tract symptoms：LUTS）のない単一症候性 NE に対する抗コリン薬単独治療による効果は乏しく，高い有効率を示した報告はほとんど存在しない．Lovering ら[1]は，昼間尿失禁や尿路感染症の既往がない単一症候性 NE 患者 30 名に対してオキシブチニン（10 mg）またはプラセボによる 4 週間投与の二重盲検 RCT を行い，両群で夜尿頻度に有意差がないことを報告している．また Nevéus ら[2]は，デスモプレ

シンまたはアラーム療法の単独治療に抵抗性の一次性 NE 患者 25 名(単一症候性 NE 7 名,非単一症候性 NE 18 名)に対して,トルテロジン(1～2 mg),イミプラミン,プラセボのそれぞれ 5 週間投与の RCT を行った.その結果,治療最終 2 週間の夜尿頻度に関して,イミプラミン群はプラセボ群やトルテロジン群と比較して有意に低下していたが,トルテロジン群はプラセボ群と差がなかったため,トルテロジンの単独治療は無効と結論づけている.一方,治療抵抗性の過活動膀胱(overactive bladder:OAB)を伴う NE にソリフェナシン(5 mg)が有効とする報告もあるが,対照群のない後方視的研究であるため,その解釈には注意が必要である[9].わが国からも新世代のソリフェナシン,イミダフェナシンを含めた後方視的研究が多数存在するが[10-16],単独治療による有効率(夜尿頻度減少＞50%)は 10～20% 前後といずれも低い.また,van Hoeck ら[17]は,単一症候性 NE を対象に,抗コリン薬による前治療を行うことが,その後のアラーム療法の有効性に影響を与えるか否かを RCT によって検証した.その結果,抗コリン薬単独治療は,寛解率 12% と極めて低く,モチベーションを低下させ,その後のアラーム療法の有効率を,前治療のない群よりも低下させることが判明した.

　以上より,単一症候性 NE に対して,抗コリン薬による単独治療を第一選択とするエビデンスは乏しく推奨されない.

II. 抗コリン薬とデスモプレシンの併用療法の有効性

　国際小児禁制学会(International Children's Continence Society:ICCS)の診療指針[18]において,抗コリン薬は,通常,デスモプレシンと併用し,第二選択薬として推奨されており,経験的には治療抵抗性の単一症候性 NE の約 40% に有効と考えられている[19].ICCS の診療指針において,投与量はオキシブチニン 2.5 mg,トルテロジン 2 mg,フェソテロジン 4 mg,ソリフェナシン 5 mg(就寝 1 時間前投与,無効時は 2 倍に増量),投与期間は 1～2 か月で評価すべきと記載されている.抗コリン薬とデスモプレシンの併用療法が推奨される理由としては,これまで複数の前方視的 RCT によって有効性が示されているためである[2-4].Lee ら[3]は,一次性 NE 患者 158 名に対して,オキシブチニン(5 mg)とデスモプレシンの併用療法と,オキシブチニンおよびイミプラミンのそれぞれ単独治療の 3 群の有効性を比較する前方視的 RCT を行い,併用療法群において治療 1 か月時の有効率が最も高く,夜尿頻度は最も低いことを報告した.また Austin ら[4]は,デスモプレシン抵抗性の単一症候性 NE 患者 41 名に対して,デスモプレシンに加えてトルテロジン(4 mg)またはプラセボを 4 週間投与する二重盲検 RCT を行い,トルテロジン併用群はプラセボ群と比較して,平均夜尿日数が有意に減少し,夜尿頻度も 66% 低下することを報告した.さらに Montaldo ら[5]は,デスモプレシン抵抗性の単一症候性 NE 患者 120 名に対して,デスモプレシンに加えてオキシブチニン(5 mg)またはプラセボを 4 週間投与する二重盲検 RCT を行い,オキシブチニン併用群はプラセボ群と比較して有効率が高い(45% vs. 17%,$p < 0.01$)ことを報告した.

　近年,初回治療から抗コリン薬とデスモプレシン併用療法の有効性を示した報告が散見されるようになった[6-8].Park ら[6]は,単一症候性 NE 患者 98 名に対する第一選択治療として,デスモプレシンとプロピベリン(10 mg)の併用療法とデスモプレシン単独治療の有効性を後方視的に比較し,治療から 1 か月時(72.8% vs. 59.1%,$p = 0.033$),3 か月時(87.76% vs. 78.02%,

$p=0.026$）ともに併用療法の有効率が高いことを示している．Sharifiaghadas ら[7]も，単一症候性 NE 患者 176 名に対する第一選択治療として，デスモプレシンとトルテロジン（1～2 mg）の併用療法とデスモプレシン単独治療の有効性を後方視的に比較し，併用療法群において，治療から 3 か月時の有効率（93.47% vs. 73.9%，$p=0.001$）が有意に高く，治療中止 6 か月後の再発率（9.09 vs. 16.39%）は低いことを報告した．またシングルアーム試験であるが，Jabbour ら[8]は，一次性 NE 患者 122 名（単一症候性 NE 21 名，非単一症候性 NE 101 名）に対する第一選択治療として，デスモプレシンとプロピベリン（15 mg）の長期間の併用療法（7～15 か月）の有用性を前方視的に検討し，有効率 86.9%（非単一症候性 NE 87.1%，単一症候性 NE 85.7%）で再発率 13.1% と報告した．

　以上より，抗コリン薬は，デスモプレシン抵抗性の患者，あるいは早期の改善を望む患者や保護者に対して，デスモプレシンとの併用療法を提案してもよい．

III. 抗コリン薬の非単一症候性夜尿症の昼間の下部尿路症状に対する有効性

　非単一症候性 NE の昼間の LUTS，特に昼間尿失禁に対する抗コリン薬の効果について，平均 5.6 か月の内服で，1 週間当たりの昼間尿失禁の回数が 1.9±3.1 回から 0.4±1.5 回に有意に減少し（$p<0.001$），同時に日中の排尿回数が減少し膀胱容量が増加したという報告がある[20]．

　トルテロジンの有効性に関する後ろ向き研究では，平均 9 か月間の投与で，65% の症例の昼間尿失禁が改善した[21]．プラセボ対照二重盲検試験では 12 週間のトルテロジン投与群とプラセボ投与群において 1 週間当たりの昼間尿失禁回数には有意差を認めなかったが，この理由としてトルテロジンの投与量が 1 日 2 mg に固定されていたため，体重の大きな小児での用量不足が指摘されている[22]．

　プロピベリンを用いた多施設プラセボ対照二重盲検試験では，1 週間に平均 5.4 回の昼間尿失禁が，8 週間のプロピベリン投与により 1 週間当たり 2.8 回減少したのに対し，プラセボ投与では 1.2 回の減少，と有意にプロピベリンの昼間尿失禁の減少効果が高かった（$p=0.0002$）と報告している[23]．

　ソリフェナシン（5 mg）の有効性に関する後ろ向き研究では，3 か月間の投与後に 45% の昼間尿失禁が消失，39% が 50～89% の昼間尿失禁改善であったと報告している[24]．

　抗コリン薬の有効性の差について，プロピベリンとオキシブチニンでは，それぞれ 186 日間，259 日間の投与により 61.6%，58.7% の症例で昼間尿失禁が消失し，有効性に差はなかったが，有害事象がそれぞれ 3.9%，16.3% で認められ，オキシブチニンで有意に有害事象の発現率が高かったと報告されている[25]．

〔パネル会議・審議結果〕

　抗コリン薬単独治療は，単一症候性 NE に対する夜尿頻度減少効果は複数の RTC で否定されており，保険適用もないため，全会一致で「第一選択薬としないことを推奨する」（1A）とした．

　一方，単一症候性 NE が対象に含まれても，デスモプレシンと併用することで，デスモプレシン単独と比較して夜尿頻度が減少することも報告されている．審議の結果，適応外使用になることをふまえて，全会一致で「早期の改善を望む場合

や，デスモプレシン抵抗例に対して提案する」(2B)とした.
　審議結果，可(10名)，不可(0名)，要修正(0名).

● PubMed(文献検索日：2020年11月30日)

(bedwetting OR "bed-wetting" OR "nocturnal enuresis" [mesh] OR "enuresis" [mesh])AND("Cholinergic Antagonists" [mesh] OR "Cholinergic Antagonists" [Pharmacological Action])AND 1940 [dp]：2020/09 [dp] AND(english [la] OR japanese [la])
検索結果：161件

● 医中誌(文献検索日：2020年11月30日)

((((夜間遺尿症/TH or 夜尿症/AL)or(夜間遺尿症/TH or 夜間遺尿症/AL)or(夜間遺尿症/TH or 夜尿/AL))and(Cholinergic/AL and Antagonists/AL or("Cholinergic Antagonists"/TH or 抗コリン薬/AL)))and(PT＝会議録除く)and DT＝1940：2020
検索結果：218件

さらに検索された文献の参考文献や総説などのなかから，委員会で検討し重要と判断した文献も含めた.

文献

1) Lovering JS, Tallett SE, McKendry JB. Oxybutynin efficacy in the treatment of primary enuresis. Pediatrics 1988：82：104-106.
2) Nevéus T, Tullus K. Tolterodine and imipramine in refractory enuresis：a placebo-controlled crossover study. Pediatr Nephrol 2008：23：263-267.
3) Lee T, Suh HJ, Lee HJ, et al. Comparison of effects of treatment of primary nocturnal enuresis with oxybutynin plus desmopressin, desmopressin alone or imipramine alone：a randomized controlled clinical trial. J Urol 2005：174：1084-1087.
4) Austin PF, Ferguson G, Yan Y, et al. Combination therapy with desmopressin and an anticholinergic medication for nonresponders to desmopressin for monosymptomatic nocturnal enuresis：a randomized, double-blind, placebo-controlled trial. Pediatrics 2008：122：1027-1032.
5) Montaldo P, Tafuro L, Rea M, et al. Desmopressin and oxybutynin in monosymptomatic nocturnal enuresis：a randomized, double-blind, placebo-controlled trial and an assessment of predictive factors. BJU Int 2012：110(8 Pt B)：E381-E386.
6) Park SJ, Park JM, Pai KS, et al. Desmopressin alone versus desmopressin and an anticholinergic in the first-line treatment of primary monosymptomatic nocturnal enuresis：a multicenter study. Pediatr Nephrol 2014：29：1195-1200.
7) Sharifiaghdas F, Sharifiaghdas S, Taheri M. Primary monosymptomatic nocturnal enuresis：monotherapy vs combination therapy. Urology 2016：93：170-174.
8) Jabbour M, Abou Zahr R, Boustany M. Primary nocturnal enuresis：a novel therapeutic strategy with higher efficacy. Urology 2019：124：241-247.
9) Hoebeke P, De Pooter J, De Caestecker K, et al. Solifenacin for therapy resistant overactive bladder. J Urol 2009：182：2040-2044.
10) 横井茂夫. 夜尿症の薬物療法(治験報告)塩酸オキシブチニン：第IV相試験. Ther Res 1995；16：27-29.
11) 帆足英一，横井茂夫，赤司俊二，他. 小児に対する塩酸プロピベリン(バップフォー錠)の安全性と有効性について：特に遺尿症に対する検討. 小児科臨床 1998；51：1039-1045.
12) 津ヶ谷正行，伊藤尊一郎，岡田真介. 夜尿症診断・治療プロトコール：抗コリン薬の適応と効果. 夜尿症研究 2003；8：21-26.
13) 藤永周一郎，大友義之，金子一成，他. 夜尿症，昼間尿失禁の患児に対するコハク酸ソリフェナシンの有用性についての検討. 夜尿症研究 2009；14：35-39.
14) 梶原充，増本弘史，井上省吾，他. 小児 non-monosymptomatic nocturnal enuresis に対するコハク酸ソリフェナシンの有用性について. 夜尿症研究 2010；15：49-53.
15) 岩間正文，入山恵津子. 夜尿症，昼間遺尿症に対する新世代抗コリン薬の使用経験. 夜尿症研究 2010；15：25-29.
16) 池田裕一，渡邊常樹. 昼間尿失禁に対してソリフェナシンが投与された小児における夜尿症改善効果の検討. 夜尿症研究 2015；20：33-38.
17) van Hoeck KJ, Bael A, Lax H, et al. Improving the cure rate of alarm treatment for monosymptomatic nocturnal enuresis by increasing bladder capacity：a randomized controlled trial in children. J Urol 2008：179：1122-1126.
18) Nieuwhof-Leppink AJ, Hussong J, Chase J, et al. Definitions, indications and practice of urotherapy in children and adolescents：-A standardization document of the International Children's Continence Society(ICCS). J Pediatr Urol 2021：17：172-181.
19) Nevéus T, Eggert P, Evans J, et al. Evaluation of and treatment for monosymptomatic enuresis：a standardization document from the International Children's Continence Society. J Urol 2010：183：441-447.
20) Park SJ, Pai KS, Kim JM, et al. Efficacy and tolerability of anticholinergics in Korean children with overactive bladder：a multicenter retrospective study. J Korean Med Sci 2014：29：1550-1554.

21） Raes A, Hoebeke P, Segaert I, et al. Retrospective analysis of efficacy and tolerability of tolterodine in children with overactive bladder. Eur Urol 2004；45：240-244.

22） Nijman RJ, Borgstein NG, Ellsworth P, et al. Tolterodine treatment for children with symptoms of urinary urge incontinence suggestive of detrusor overactivity：results from 2 randomized, placebo controlled trials. J Urol. Apr 2005；173：1334-1339.

23） Marschall-Kehrel D, Feustel C, Persson de Geeter C, et al. Treatment with propiverine in children suffering from nonneurogenic overactive bladder and urinary incontinence：results of a randomized placebo-controlled phase 3 clinical trial. Eur Urol 2009；55：729-736.

24） Hoebeke P, De Pooter J, De Caestecker K, et al. Solifenacin for therapy resistant overactive bladder. J Urol 2009；182（4 suppl）：2040-2044.

25） Alloussi S, Mürtz G, Braun R, et al. Efficacy, tolerability and safety of propiverine hydrochloride in comparison to oxybutynin in children with urge incontinence due to overactive bladder：Results of a multicentre observational cohort study. BJU Int 2010；106：550-556.

推奨	推奨グレード
デスモプレシン，アラーム療法，その両者による併用療法で効果が得られない場合には，三環系抗うつ薬を提案する．	2A

解説

　　三環系抗うつ薬は 60 年余り前から夜尿症(nocturnal enuresis：NE)の治療に使用されてきた[1,2]が，国内外ではデスモプレシン，抗コリン薬に次ぐ，第三選択薬の位置づけにある[2-4]．

I. 三環系抗うつ薬の夜尿症に対する効果

　　三環系抗うつ薬およびその関連薬の NE における治療効果については，2016 年のコクランのシステマティックレビュー[2]に詳細な記載がある(64 の臨床研究，4,071 症例の解析)．最も汎用されている三環系抗うつ薬はイミプラミンで，そのほかにアミトリプチリン，クロミプラミン，デシプラミン，ノルトリプチリンなどの臨床データの解析が行われている．英国国立医療技術評価機構(National Institute for Health and Care Excellence：NICE)のガイドライン[5]では，おもにイミプラミンの治療効果が示されている．

　　わが国では，イミプラミン以外にもアミトリプチリンとクロミプラミンに保険適用がある．薬剤の添付文書によると，イミプラミン[6-9]は，①精神科領域におけるうつ病・うつ状態，②遺尿症(＝尿失禁)(昼・夜)が適応症であり，アミトリプチリン[10]は，ⅰ精神科領域におけるうつ病・うつ状態，ⅱNE，ⅲ末梢性神経障害性疼痛が適応症であり，クロミプラミン[11]は，ⓐ精神科領域におけるうつ病・うつ状態，ⓑ遺尿症(＝尿失禁)，ⓒナルコレプシーに伴う情動脱力発作が適応症である．欧米での使用については，NE に対してはイミプラミンのみとなっている[7,9,12,13]．

　　わが国では，NE の適応はないが，2020 年の時点で，第一世代の三環系抗うつ薬ではノルトリプチリンとトリミプラミンが，精神科領域におけるうつ病・うつ状態の治療薬として保険適用となっているので[14,15]，これらも含めた NE 治療における成績について紹介する．

　　なお，各三環系抗うつ薬の薬理学的特徴を表 1[16,17]に示した．

表1 三環系抗うつ薬の副作用，薬理学的指標

	イミプラミン	クロミプラミン	アミトリプチリン	ノルトリプチリン	トリミプラミン
抗コリン作用	高度	高度	より高度	中等度	中等度
鎮静作用	中等度	高度	高度	中等度	高度
半減期	5～30 時間	15～60 時間	5～45 時間	20～55 時間	15～40 時間
取り込み阻害力価 （平衡解離定数）	—	—	—	—	—
セロトニン	1.4	0.28	4.3	18	149
ノルアドレナリン	37	38	35	4.37	2,450
ドパミン	8,500	2,190	3,250	1,140	3,780
受容体結合親和性 （平衡解離定数）	—	—	—	—	—
α_1受容体	90	38	27	60	24
α_2受容体	3,200	3,200	940	2,500	680
ヒスタミン 1 受容体	11	31	1.1	10	0.27
ムスカリン 1 受容体	90	37	18	150	58
セロトニン 1A 受容体	5,800	7,000	450	294	8,400
セロトニン 2 受容体	150	27	18	41	32

ノルトリプチリンとトリミプラミンは，わが国で製造・販売されているが，NE に対する保険適用はない.

II. 三環系抗うつ薬の夜尿症に対する単独治療の効果

❶ イミプラミン

　コクランのシステマティックレビュー[2]では，イミプラミンとプラセボを比較した 28 件の臨床研究を抽出し，そのうち 4 件のランダム化比較試験（randomized controlled trial：RCT）（347 例）[18-21]のメタアナリシスを行い，イミプラミン群はプラセボ群と比べて，1 週間で夜尿日数を 0.95 日減らすことができたとしている（95%CI − 1.4 〜 − 0.5）.

　また，12 件の RCT（831 例）[18,21-31]のメタアナリシスを行い，14 日間連続で夜尿を消失させる（＝有効）ことのできなかった症例は，イミプラミン群では 78% で，プラセボ群では 95% であった（RR 0.74, 95%CI 0.61〜0.9）. 頻度を有意に高めることができたと結論した. イミプラミン群は 400 例中 86 例（21%）で有効であり，プラセボ群は 413 例中 22 例（5%）で有効であった（RR 0.23, 95%CI 0.17〜0.28）.

　NICE のガイドライン[5]では，14 件の RCT[18,21,24-27,32-38]のメタアナリシスを行い，イミプラミン群はプラセボ群と比べて，①14 日間連続で夜尿を消失させる頻度が高く（イミプラミン群 37.4% vs. プラセボ群 7.1%），②治療終了時に 8 割以上夜尿を改善させる頻度が高かった（イミプラミン群 45.7% vs. プラセボ群 18.5%）.

これらの解析に基づいて，国際小児禁制学会（International Children's Continence Society：ICCS）では，NE におけるイミプラミン単独治療の有効率は約 50% である[39]とし，（デスモプレシンやアラーム療法による）治療抵抗性の NE においても，30〜50% でイミプラミンが有効であるとしている[4].

わが国では，新居ら[40]が，94 例を対象にイミプラミン群とプラセボ群の RCT を行い，イミプラミン群で 84 例中 67 例（79.8%）で 50% 以上の夜尿の改善を認め，プラセボ群（29.8%）と比べて有意な効果（$p < 0.01$）を報告している．近年では，内原ら[41]が 11 例の報告をしたが，このうち生活指導後にイミプラミンを開始した 4 例では，1 か月当たりの夜尿日数が平均 5.0 日から 2.0 日へと改善がみられた．

② アミトリプチリン

アミトリプチリン群とプラセボ群の RCT は 3 件のみであり，コクランのシステマティックレビュー[2]では，うち 2 件（98 例）[42,43]のメタアナリシスを行い，14 日間連続で夜尿を消失させる（＝有効）ことのできなかった症例は，アミトリプチリン群で 73% で，プラセボ群で 90% であった（RR 0.82，95%CI 0.69〜0.98）．

③ クロミプラミン

Motavalli ら[44]の報告では，イミプラミン，クロミプラミン，アラーム療法の 3 群（24 例）での RCT で，いずれの治療も夜尿を改善したが，アラーム療法，イミプラミン，クロミプラミンの順で有効性が高かった．

わが国では，新居ら[45]が，アミトリプチリンとクロミプラミンの RCT（119 例）を行い，両者がほぼ同等に有用であることを明らかにした．

④ ノルトリプチリン

RCT は Forsythe ら[22]（298 例）と Lake ら[46]（54 例）の 2 件で，本剤の NE に対する有用性は明らかにできなかった[2].

⑤ トリミプラミン

RCT は Forsythe ら[23]（186 例）の 1 件のみで，本剤の NE に対する有用性は明らかにできなかった[2].

III. 三環系抗うつ薬の夜尿症に対する併用療法

① イミプラミン単独治療と，イミプラミン＋オキシブチニン併用療法の比較

コクランのシステマティックレビュー[2]では，Tahmaz ら[47]と Esmaeili ら[48]の報告のメタアナリシス（101 例）を行い，併用療法によって 1 週間当たりの夜尿日数が 2.1 日減じ（95%CI − 2.99〜− 1.21），14 日間連続で夜尿を消失させる（＝有効）ことのできなかった症例は，イミプラミン単独治療群では 74% で，併用療法群では 48% であった（RR 0.68，95%CI 0.50〜0.92）．

② **イミプラミン単独治療と，イミプラミン＋デスモプレシン併用療法の比較**

　　コクランのシステマティックレビュー[2]では，Seo ら[49]の報告を取り上げている．129 例の単一症候性 NE の患者における，イミプラミン単独，デスモプレシン単独，2 剤併用の 3 群の RCT で，1 週間の夜尿日数が 0 か 1 日に減った著効例が，イミプラミン群で 81.4%，デスモプレシン群で 60.0%，併用療法群で 84.8% という結果であったが，システマティックレビュー[2]では，イミプラミン群とイミプラミンとデスモプレシンの併用療法群との間に治療効果の点で有意差はなかったとしている（RR 0.82，95%CI 0.32～2.06）．

　　しかしながら，ICCS では，イミプラミン単独よりは，デスモプレシンと併用のほうがより良好な効果が得られる[4]とし，イミプラミンを開始して 1 か月の段階で効果が不十分な場合，デスモプレシンの併用を考慮する．イミプラミンとデスモプレシンの同時併用療法も一つのオプションと提案している．

③ **アミトリプチリン単独治療と，アミトリプチリン＋デスモプレシン併用療法の比較**

　　コクランのシステマティックレビュー[2]では，Burke ら[50]の報告を取り上げているが，アミトリプチリン単独治療とアミトリプチリンとデスモプレシンの併用療法で，効果に差はみられなかった．

Ⅳ. 非単一症候性夜尿症や昼間尿失禁に対する三環系抗うつ薬の効果

　　非単一症候性 NE 患者の下部尿路症状（lower urinary tract symptoms：LUTS）について，ICCS[4,51]では，排尿筋過活動（detrusor overactivity：DO）があれば抗コリン薬の使用を提示し，膀胱出口部閉塞（bladder outlet obstruction）や機能障害性排尿（dysfunctional voiding：DV）があれば α 遮断薬の使用の可能性について言及している．

　　昼間尿失禁（daytime urinary incontinence）への三環系抗うつ薬の使用に関する報告は数件のみである．Meadow ら[52,53]は，27 例を対象とした検討でイミプラミンのプラセボを上回る優位性は示せなかった．しかしながら，近年 Franco ら[54]は，18 歳以下の難治性（抗コリン薬や α 遮断薬などに不応）非神経因性の昼間尿失禁患者 103 名［切迫性 101 名，笑い尿失禁（giggle incontinence）2 名］にイミプラミンを 10 mg/日から開始し，症状の改善がみられるまで 2～3 mg/kg/日（最大 75 mg/日）を上限に増量したところ，十分なフォローアップができた 83 例中 44 例（53%）で症状が解消したと報告している．

パネル会議・審議結果

　NE 患者に対する薬物治療は，抗利尿ホルモン（antidiuretic hormone：ADH）製剤が第一選択薬であり，効果がみられない場合や，不十分な場合に，抗コリン薬を併用することが多い（第二選択薬）が，同剤には「夜尿症」に対してわが国では保険適用はない．三環系抗うつ薬は，国内外で第三選択薬であるが，本剤には保険適用がある．

　三環系抗うつ薬のうち，イミプラミンの有用性は，RCT などで明らかにされているが，過量投与によって致死的不整脈をきたすリスクがあることから懸念される．したがって，委員会での審議の結果，NE 患者に対する治療については推奨グレードを 2A とした．

　近年，イミプラミンは非単一症候性 NE 患者の昼間尿失禁の治療薬として，欧米で使用の可能性が検討されており，今後の臨床研究が待たれる．

審議結果，可（10 名），不可（0 名），要修正（0 名）．

◤ 文献検索式 ◢

● PubMed（文献検索日：2020 年 11 月 30 日）

（bedwetting OR "bed-wetting" OR "nocturnal enuresis" ［mesh］ OR "enuresis" ［mesh］）AND（"Antidepressive Agents, Tricyclic" ［mesh］ OR Antidepressive Agents, Tricyclic ［Pharmacological Action］）AND 1940 ［dp］：2020/09 ［dp］ AND（english ［la］ OR japanese ［la］）
検索結果：360 件

● 医中誌（文献検索日：2020 年 11 月 30 日）

（（（夜間遺尿症/TH or 夜尿症/AL）or（夜間遺尿症/TH or 夜間遺尿症/AL）or（夜間遺尿症/TH or 夜尿/AL））and（（三環系抗うつ剤/TH or 三環系抗うつ剤/AL）））and（PT＝会議録除く）and DT＝1940：2020
検索結果：165 件

さらに検索された文献の参考文献や総説などのなかから，委員会で検討し重要と判断した文献も含めた．

◤ 文献 ◢

1) MacLean RE. Imipramine hydrochloride（Tofranil）and enuresis. Am J Psychiatry 1960；117：551.
2) Caldwell PHY, Sureshkumar P, Wong WCF. Tricyclic and related drugs for nocturnal enuresis in children. Cochrane Database syst Rev 2016：CD002117.
3) 日本夜尿症学会編．夜尿症診療ガイドライン 2016．東京：診断と治療社．2016.
4) Nevéus T, Fonseca E, Franco I, et al. Management and treatment of nocturnal enuresis：an updated standardization document from the International Children's Continence Society. J Pediatr Urol 2020；16：10-19.
5) National Institute for Health and Care Excellence（NICE）. Nocturnal enuresis：The management of bedwetting in children and young people. National Clinical Guideline Centre. 2010.
   http://www.nice.org.uk/guidance/cg111/evidence/full-guideline-136241965（accessed on Oct 25, 2020）
6) イミプラミン塩酸塩錠（トフラニール® 錠 10 mg，トフラニール® 錠 25 mg）添付文書．第 6 版（2019 年 9 月）アルフレッサファーマ（株）．
   https://pins.japic.or.jp/pdf/newPINS/00001871.pdf（accessed on Oct 25, 2020）
7) イミプラミン塩酸塩錠（トフラニール® 錠 10 mg，トフラニール® 錠 25 mg）インタビューフォーム．第 5 版（2019 年 9 月）アルフレッサファーマ（株）．
   http://image.packageinsert.jp/pdf.php?mode=1&yjcode=1174006F1078（accessed on Oct 25, 2020）
8) イミプラミン塩酸塩錠（イミドール® 糖衣錠 10 mg，イミドール® 糖衣錠 25 mg）添付文書．第 23 版（2019 年 7 月）田辺三菱製薬（株）．
   https://pins.japic.or.jp/pdf/newPINS/00000964.pdf（accessed on Oct 25, 2020）
9) イミプラミン塩酸塩錠（イミドール® 糖衣錠 10 mg，イミドール® 糖衣錠 25 mg）インタビューフォーム．第 9 版（2018 年 11 月）田辺三菱製薬（株）．
   https://medical.mt-pharma.co.jp/di/file/if/f_imi.pdf（accessed on Oct 25, 2020）
10) アミトリプチリン塩酸塩錠（トリプタノール錠 10 mg，トリプタノール錠 25 mg）添付文書．第 7 版（2019 年 6 月）日医工（株）．
   https://pins.japic.or.jp/pdf/newPINS/00003967.pdf（accessed on Oct 25, 2020）
11) クロミプラミン塩酸塩錠（アナフラニール® 錠 10 mg，アナフラニール® 錠 25 mg）添付文書．第 11 版（2019 年 9 月）アルフレッサファーマ（株）．
   https://pins.japic.or.jp/pdf/newPINS/00001856.pdf（accessed on Oct 25, 2020）
12) Amitriptyline：drug information. UpToDate.
   https://www.uptodate.com/contents/amitriptyline-drug-information?search=amitriptyline%20drug%20information&source=panel_search_result&selectedTitle=1~145&usage_type=panel&kp_tab=drug_general&display_rank=1（accessed on Oct 25, 2020）
13) Clomipramine：drug information. UpToDate.
   https://www.uptodate.com/contents/clomipramine-drug-information?search=clomipramine%20drug%20information&source=panel_search_result&selectedTitle=1~56&usage_type=panel&kp_tab=drug_general&display_rank=1（accessed on Oct 25, 2020）
14) ノルトリプチリン塩酸塩錠（ノリトレン® 錠 10 mg，ノリトレン® 錠 25 mg）添付文書．第 15 版（2020 年 3 月）大日本住友製薬（株）．

https://s3-ap-northeast-1.amazonaws.com/medley-medicine/prescriptionpdf/400093_1179004F1024_1_20.pdf（accessed on Oct 25, 2020）

15） トリミプラミンマレイン酸塩製剤（スルモンチール® 錠 10 mg，スルモンチール® 錠 25 mg，スルモンチール® 散 10％）添付文書．第 12 版（2020 年 2 月）共和薬品工業（株）．
https://pins.japic.or.jp/pdf/newPINS/00001586.pdf（accessed on Oct 23, 2020）

16） Nelson JC. Tricyclic and tetracyclic drugs. In：Schatzberg AF, Nemeroff CB（eds）. The American Psychiatric Association Publishing Textbook of Psychopharmacology. 5th ed. Arlington：American Psychiatric Association Publishing. 2017：305-333.

17） Rosenbaum JF, Arana GW, Hyman SE, et al（eds）. Handbook of Psychiatric Drug Therapy. 5th ed. Philadelphia：Lippincott Williams & Wilkins. 2005.

18） Agarwala S, Heycock JB. A controlled trial of imipramine（'Tofranil'）in the treatment of childhood enuresis. Br J Clin Pract 1968：22：296-298.

19） Maxwell C, Seldrup J. General practitioners' forum. Imipramine in the treatment of childhood enuresis. Practitioner 1971：207：809-814.

20） Attenburrow AA, Stanley TV, Holland RP. Nocturnal enuresis：a study. Practitioner 1984：228：99-102.

21） Nevéus T, Tullus K. Tolterodine and imipramine in refractory enuresis：a placebo-controlled crossover study. Pediatr Nephrol 2008：23：263-267.

22） Forsythe WI, Merrett JD. A controlled trial of imipramine（'Tofranil'）and nortriptyline（'Allegron'）in the treatment of enuresis. Br J of Clin Pract 1969：23：210-215.

23） Forsythe WI, Merrett JD, Redmond A. A controlled clinical trial of trimipramine and placebo in the treatment of enuresis. Br J Clin Pract 1972：26：119-121.

24） Hodes C. Enuresis：a study in general practice. J R Coll Gen Pract 1973：23：520-524.

25） Khorana AB. A controlled trial of imipramine hydrochloride on enuresis. Curr Med Prac（Ind）1972：16：305-308.

26） Manhas RS, Sharma JD. Tofranil（imipramine）in childhood enuresis：a controlled clinical trial of tofranil（imipramine）in the treatment of 72 cases of childhood enuresis in Kashmir. Indian Pract 1967：66：663-669.

27） Poussaint AF, Ditman KS. A controlled study of imipramine（tofranil）in the treatment of childhood enuresis. J Pediatr 1965：67：283-290.

28） Schröder G, Fliessbach R. A controlled therapeutic attempt to treat sixty two enuretic children with tofranil mite［German］. Monatsschr Kinderheilkd 1971：119：148-151.

29） Smellie JM, McGrigor VS, Meadow SR, et al. Nocturnal enuresis：a placebo controlled trial of two antidepressant drugs. Arch Dis Child 1996：75：62-66.

30） Tahmaz L, Kibar Y, Yildirim I, et al. Combination therapy of imipramine with oxybutynin in children with enuresis nocturna. Urol Int 2000：65：135-139.

31） Wagner W, Johnson SB, Walker D, et al. A controlled comparison of two treatments for nocturnal enuresis. J Pediatr 1982：101：302-307.

32） Batislam E, Nuhoğlu B, Peşkircioğlu L, et al. A prostaglandin synthesis inhibitor, diclofenac sodium in the treatment of primary nocturnal enuresis. Acta Urol Belg 1995：63：35-38.

33） Drew LR. Control of enuresis by imipramine. Med J Aust 1966：2：1225-1227.

34） Fournier JP, Garfinkel BD, Bond A, et al. Pharmacological and behavioral management of enuresis. J Am Acad Child Adolesc Psychiatry 1987：26：849-853.

35） Harrison JS, Albino VJ. An investigation into the effects of imipramine hydrochloride on the incidence of enuresis in institutionalized children. S Afr Med J 1970：44：253-255.

36） Kolvin I, Taunch J, Currah J, et al. Enuresis：a descriptive analysis and a controlled trial. Dev Med Child Neurol 1972：14：715-726.

37） Martin GI. Imipramine pamoate in the treatment of childhood enuresis：a double-blind study. Am J Dis Child 1971：122：42-47.

38） Treffert DA. An evaluation of imipramine in enuresis. Am J Psychiatry 1964：121：178-179.

39） Nevéus T, Eggert P, Evans J, et al. Evaluation of and treatment for monosymptomatic enuresis：a standardization document from the International Children's Continence Society. J Urol 2010：183：441-447.

40） 新居美都子，有馬正高，内村伸生，他．遺尿症の治療―とくに二重盲検法による imipramine と placebo の比較について．医学のあゆみ 1971：77：466-475.

41） 内原嘉仁，山下純英，東勇志，他．三環系抗うつ剤・イミプラミンの難治性単一症候性夜尿症（NME）に対する臨床投与成績．夜尿症研究 2019：24：21-27.

42） 宮﨑澄雄，江本侃一，原醇，他．遺尿症に対する Amitryptyline hydrochloride（トリプタノール）の効果：二重盲検試験．臨牀と研究 1973：50：2748-2754.

43） Lines DR. A double-blind trial of amitriptyline in enuretic children. Med J Aust 1968：2：307-308.

44） Motavalli N, Tuzun U, Tuna S, et al. Comparison of the effectiveness of three different treatment modalities in enuresis nocturna. Noropsikiyatri Arsivi 1994：31：146-150.

45） 新居美都子，大越隆一，福山幸夫，他．遺尿症の治療―とくに二重盲検法による Clomipramine・Amytriptyline と Placebo の比較について―．臨評価 1974：2：47-67.

46）Lake B. Controlled trial of nortriptyline in childhood enuresis. Med J Aust 1968：2：582-585.

47）Tahmaz L, Kibar Y, Yildirim I, et al. Combination therapy of imipramine with oxybutynin in children with enuresis nocturna. Urol Int 2000：65：135-139.

48）Esmaeili M, Esmaeili M. Combined treatment with oxybutynin and imipramine in enuresis. Iran J Med Sci 2008：33：12-16.

49）Seo YJ, Lee SD, Lee KS. Combination therapy of imipramine and desmopressin in children with monosymptomatic nocturnal enuresis. Korean J Urol 2001：42：1322-1327.

50）Burke JR, Mizusawa Y, Chan A, et al. A comparison of amitriptyline, vasopressin and amitriptyline with vasopressin in nocturnal enuresis. Pediatr Nephrol 1995：9：438-440.

51）Chang S-J, Van Laecke E, Bauer SB, et al. Treatment of daytime urinary incontinence：a standardization document from the International Children's Continence Society. Neurourol Urodyn 2017：36：43-50.

52）Meadow R, Berg I. Controlled trial of imipramine in diurnal enuresis. Arch Dis Child 1982：57：714-716.

53）Sureshkumar P, Bower W, Craig JC, et al. Treatment of daytime urinary incontinence in children：a systematic review of randomized controlled trials. J Urol 2003：170：196-200.

54）Franco I, Arlen AM, Collett-Gardere T, et al. Imipramine for refractory daytime incontinence in the pediatric population. J Pediatr Urol 2018：14：58. e1-58. e5.

推奨	推奨グレード
アラーム療法を第一選択の治療の一つとして推奨する．	1A

解説

　アラーム療法は，患者が排尿するとアラーム音が鳴り，患者に強い覚醒刺激を与えるものである．作用機序については不明な点が残されており，なぜ夜尿症（nocturnal enuresis：NE）が治るのかいまだ完全には解明されていないが，夜間の尿産出量の減少，睡眠中の蓄尿量が増大して治ることは国内外の報告から明らかになっている[1-3]．実際にアラーム療法で治癒した多くの患者において睡眠中の尿保持力が増大し，尿意覚醒をせずに朝までもつようになる．なお12名の小規模な研究であるが，アラーム療法により夜間尿の濃縮度が高くなり，尿量が減ることが治癒に関与しているとする報告がある[4]．

　国際小児禁制学会（International Children's Continence Society：ICCS）では，単一症候性NEの治療において，アラーム療法とデスモプレシンの二つが第一選択と位置づけられており[5]，膀胱容量が正常で，かつ，夜間多尿の患者ではデスモプレシンを推奨し，それ以外で夜間多尿がなく膀胱容量が低下している患者や家族のモチベーションがある患者ではアラーム療法を推奨している[5,6]．

　アラーム療法の効果に関しては，2020年のコクランのシステマティックレビュー[7]で，5,983名の患者を含む74の臨床研究のメタアナリシスが行われ，アラーム療法はNE治療に有効であり，デスモプレシンとの有効性に関しての差は明らかではないが，副作用に関してはアラーム療法のほうが少ない点で優っているとしている．

　わが国では2020年現在，アラーム療法は保険診療として認められておらず，家族の負担となっている．また，医療機関からの指導を受けてアラーム機器を購入またはレンタルし，治療することがほとんどであるにもかかわらず，管理指導料などの診療報酬は認められていない．患者の保護者が自主的に購入してアラーム療法を行った場合の治療効果については検証されておらず，医師の指導のもとでの治療が望ましい．なお，アラーム療法に用いる機器の種別によって効果に差異があると結論づける十分な証拠はない[7-9]（実際の治療方法に関しては総論4を参照）．

I. アラーム療法単独の治療効果

　NE 患者の 2/3 に効果がある[8]とされ，また生活習慣の見直しや薬物療法などよりも有効であるため，最も推奨度の高い治療法とされている[5,7]．2020 年のコクランのシステマティックレビューにおいて，アラーム療法と未治療の患者を比較検討した 4 件のランダム化比較試験（randomized controlled trial：RCT）（127 名）の解析では治療介入により平均 2.68 日/週（95%CI 0.78～4.59）の夜尿日数の減少がみられ，18 件の RCT（827 名）の解析では 14 日間連続で夜尿を消失した割合は，未治療群の 13% に対し，アラーム療法群では 65% であった（RR 7.23, 95%CI 1.40～37.33）[7]．また，アラーム療法に関する有害事象の報告はなかった[7]．

　アラーム療法を中止する前に水分摂取量を増やすこと（オーバーラーニング）により再発率を 49% から 25% に減少させたという報告[10]もあり，オーバーラーニングは再発率を減少させると考えられる[7,11]．治療からの脱落（ドロップアウト）は多く[12]，脱落率は 10～30% 前後[13]といわれている．約 30% の患者が皮膚の刺激，他の家族の反対，患者が覚醒できないなどの理由で，アラーム療法から脱落したとの報告もある[14-16]．その他の脱落の理由として，治療前のベースラインの状況が十分に調べられていなかったこと，モニタリングやフォローアップが不十分であったことがあり[8]，反対に治療脱落防止のための開始 2～3 週目の電話は効果的であり[5,17]，アラーム療法開始後の数週間以内に外来か電話でフォローするべきであるとしている[5,18,19]．またアラーム機器の形態として，無線式と有線式での比較では，治療効果に差は認めなかった[20]が，無線式のほうが脱落が少ない可能性がある[21,22]（総論 4 参照）．

II. アラーム療法と他治療との治療成績の比較

❶ アラーム療法とデスモプレシン

a．夜尿日数の比較

　治療終了時の 1 週間の夜尿の平均減少日数に関して，2020 年のコクランのシステマティックレビューでは 4 件の RCT（285 名）について検討されている[7]．そこではアラーム療法とデスモプレシンに関して，ともに失敗率を減少させるが統計学的な有意差はないとしている．また，14 日間連続で夜尿が消失した患者を有効として検討した場合，12 件の RCT（1,168 名）を検討した結果，アラーム療法とデスモプレシンのいずれが有効かの結論は出なかった．また，治療終了後の観察期間中の夜尿日数の比較検討では，1 週間当たりの夜尿の平均減少日数に関して，コクランのシステマティックレビューではアラーム療法のほうがデスモプレシンより減少していた（MD − 1.47, 95%CI − 1.90～− 1.04）．また 14 日間連続で夜尿が消失した患者の割合では 5 件の RCT（565 名）を解析し，アラーム療法のほうがデスモプレシンよりわずかに増加（RR 1.30, 95%CI 0.92～1.84）していた．

　短期治療効果では，NE 患者 50 名の治療開始前と治療開始 1 週間後の夜尿日数は，デスモプレシン群ではアラーム療法群と比較して平均− 1.70 日/週（95%CI − 2.95～− 0.45）と有意に減少した[23]としている．

　中期治療効果に関する検討では，NE 患者 110 名の RCT において，治療開始前と治療開始 3 か月後の最終週の夜尿日数の差はデスモプレシン群ではアラーム療法群と比較して平均

0.52 日/週(95%CI − 0.32〜1.36)と有意な減少はなかったとしている[23-25]. また 270 名の NE 患者において, 3 か月治療後に 14 日間連続夜尿のない状態を達成していない患者数はデスモプレシン群とアラーム療法との間で有意差はなかった(RR 1.07, 95%CI 0.83〜1.36)[25-27]. 一方, NE 患者 46 名の RCT で, 治療 3 か月後の最終週の平均夜尿日数はデスモプレシン群が + 1.40 日(95%CI 0.14〜2.66)とアラーム療法群の平均夜尿日数より有意に多かった[23,24].

　長期治療効果に関する検討では, 6 か月間の治療効果を比較した 3 件の RCT がある. 182 名の患者をアラーム療法, デスモプレシン, プラセボの 3 群に割り付けて, 6 か月後に 14 日間連続夜尿のない状態を達成できなかった患者数は, アラーム療法群で 61 名中 26 名, デスモプレシン群で 60 名中 31 名, プラセボ群で 61 名中 38 名であり, アラーム療法群とデスモプレシン群間に有意差はなかった[23,25-27]. 別の 84 名の NE 患者を対象とする RCT[28]では, 治療開始後 3 か月時点で夜尿日数が 50% 以上減少した率はそれぞれ約 82% でアラーム療法群とデスモプレシン群の間に有意差はなかった(p = 0.885)が, 治療 6 か月時点ではそれぞれ 54.28% と 26.53%(p = 0.007)で, アラーム療法は有意に成功率が高かったとしている. また, 総治療期間での検討では, 単一症候性 NE に対して初期治療としてデスモプレシンよりもアラーム療法を導入したほうが有意に短かったとしている[29,30]. しかし, 142 名の NE 患者においてデスモプレシン群とアラーム療法群の間で有効性を比較した RCT では, 6 か月時点での夜尿日数が 50% 以上改善した患者の割合はそれぞれ 76.8% と 61.8%, 12 か月時点で 77.8% と 75% と両群間で明らかな差はなかったが, 脱落率がデスモプレシン群 5.2%, アラーム療法群 30.7% であったため, ITT 解析(intention to treat analysis)では有意にデスモプレシンの治療効果が高いとしている[31]. 治療法を評価する ITT 解析では, 治療脱落があっても当初割り付けられた 2 群で介入の効果を比較する. 脱落患者では治療前の成績が治療後の成績として解析されるため, 脱落の多いアラーム療法群では治療成績が悪くなると考えられる[28].

　以上の報告をまとめると, デスモプレシンはアラーム療法よりも即効性はあるものの, 治療終了までの効果はアラーム療法の有効性が優るようである(RR 0.71, 95%CI 0.50〜0.99)が, 長期治療成績は限られている[8].

b. 再発率

　1 件のシステマティックレビュー(2 件の RCT)における NE 患者 119 名の検討では, デスモプレシン投与終了後に再発を認めた患者数は 62 名中 40 名(65%), アラーム療法終了後に再発を認めた患者数は 57 名中 26 名(46%)で RR 1.42(95%CI 1.05〜1.91)とデスモプレシン群で有意に再発率が高かったとしている[23-25]. また, 単一症候性 NE 患者 130 名に対する初期治療をアラーム療法とデスモプレシン口腔内崩壊錠で比較した RCT では, 再発率がデスモプレシンで 48.9% であったのに対し, アラーム療法では 20.5% と有意に低かった[32]. しかし, NE 患者の治療終了後 6 か月間の再発頻度を比較した別の RCT(84 名)では, デスモプレシン投与終了後に再発を認めた患者数は 49 名中 13 名(27%), アラーム療法終了後に再発を認めた患者数は 35 名中 19 名(54%, p = 0.007)とアラーム療法終了後に再発を認める確率が有意に高かったとしている[23,28].

c. 脱落(ドロップアウト)

　1 件のシステマティックレビュー(15 件の RCT)における 1,502 名の検討では, アラーム療法はデスモプレシンより有意に脱落率が高かった(OR 4.77, 95%CI 1.58〜14.4)[33].

d．有害事象

2020 年のコクランのシステマティックレビューでは 5 件の RCT（565 名）で検討され，アラーム療法のほうがデスモプレシンと比較し有害事象が少ないとしている（RR 0.38，95%CI 0.20〜0.71）[7]．

❷ アラーム療法と三環系抗うつ薬

アラーム療法は三環系抗うつ薬に比べて治療失敗と再発を減らす可能性がある．合計 208 名の NE 患者を対象とした 3 件の RCT のシステマティックレビューでは，アラーム療法では治療開始 2〜3 週間後に 14 日間連続夜尿のない状態を達成できなかったのは 105 名中 61 名で，三環系抗うつ薬の 103 名中 82 名より有意に治療成績がよいとはいえなかった（RR 0.59，95%CI 0.32〜1.09）[7,34-36]．しかし，アラーム療法終了後に再発を認めた患者数は 12 名中 7 名（58%），三環系抗うつ薬投与終了後に再発を認めた患者数は 12 名中 12 名（100%）[8,37-39]と治療終了後の再発率は低かった．

❸ アラーム療法と抗コリン薬

アラーム療法単独と抗コリン薬の有効性を比較した試験はない．

【 パネル会議・審議結果 】

NE に対する治療法として，アラーム療法の有用性に関して審議をした．アラーム療法は NE 治療において多数の RCT が行われ，治療有効性が報告されている．益と害のバランスについては，アラーム療法に重篤な有害事象の報告はなく，本 CQ において推奨度に影響は及ぼさないと判断した．よって，アラーム療法の有効性と安全性に対するエビデンスが多数あることから，委員会での審議の結果，全会一致で「アラーム療法を第一選択の治療の一つとして推奨する」（1A）とした．
審議結果，可（10 名），不可（0 名），要修正（0 名）．

【 文献検索式 】

● PubMed（文献検索日：2020 年 11 月 30 日）

（bedwetting OR "bed-wetting" OR "nocturnal enuresis" [mesh] OR "enuresis" [mesh]）AND（alarm OR alarms）AND 1940 [dp]：2020/09 [dp] AND（english [la] OR japanese [la]）
検索結果：318 件

● 医中誌（文献検索日：2020 年 11 月 30 日）

（（（夜間遺尿症/TH or 夜尿症/AL）or（夜間遺尿症/TH or 夜間遺尿症/AL）or（夜間遺尿症/TH or 夜尿/AL））and（（alarm/AL or（モニターアラーム/TH or アラーム/AL））））and（PT＝会議録除く）and DT＝1940：2020
検索結果：155 件

さらに検索された文献の参考文献や総説などのなかから，委員会で検討し重要と判断した文献も含めた．

【 文献 】

1）河内明宏．夜尿アラーム療法．夜尿症研究 2009；14：65-69.

2）Oredsson AF, Jørgensen TM. Changes in nocturnal bladder capacity during treatment with the bell and pad for monosymptomatic nocturnal enuresis. J Urol 1998；160：166-169.

3）Hvistendahl GM, Kamperis K, Rawashdeh YF, et al. The effect of alarm treatment on the functional bladder capacity in children with monosymptomatic nocturnal enuresis. J Urol 2004；171：2611-2614.

4）Butler RJ, Holland P, Gasson S, et al. Exploring potential mechanisms in alarm treatment for primary nocturnal enuresis. Scand J Urol Nephrol 2007；41：407-413.

5）Nevéus T, Fonseca E, Franco I, et al. Management and treatment of nocturnal enuresis：an updated standardization document from the International Children's Continence Society. J Pediatr Urol 2020；16：10-19.

6）Vande Walle J, Rittig S, Bauer S, et al. Practical consensus guidelines for the management of enuresis. Eur J Pediatr 2012；171：971-983.

7）Caldwell PHY, Codarini M, Stewart F, et al. Alarm interventions for nocturnal enuresis in children. Cochrane Database Syst Rev 2020：CD002911.

8）Glazener CM, Evans JH, Peto RE. Alarm interventions for nocturnal enuresis in children. Cochrane Database Syst Rev 2005：CD002911.

9）Caldwell PH, Sureshkumar P, Kerr MI, et al. A randomised controlled trial of a code-word enuresis alarm. Arch Dis Child 2016：101：326-331.

10）Paediatric Society of New Zealand. Best practice evidence based guideline. Nocturnal enuresis "Bedwetting" 2005. https://www.continence.org.nz/pdf/nocturnal_eneuresis.pdf（accessed on Jan 16, 2021）

11）Robertson B, Yap K, Schuster S. Effectiveness of an alarm intervention with overlearning for primary nocturnal enuresis. J Pediatr Urol 2014；10：241-245.

12）Evans J, Malmsten B, Maddocks A, et al. Randomized comparison of long-term desmopressin and alarm treatment for bedwetting. J Pediatr Urol 2011；7：21-29.

13）Graziottin A, Chiozza ML. Nocturnal enuresis：social aspects and treatment perspectives in Italy：a preliminary report. Scand J Urol Nephrol Suppl 1994；163：21-28.

14）Schmitt BD. Nocturnal enuresis. Pediatr Rev 1997；18：183-190；quiz 191.

15）Hanks JW, Venters WJ. Nickel allergy from a bed-wetting alarm confused with herpes genitalis and child abuse. Pediatrics 1992：90：458-460.

16）Berg I, Forsythe I, McGuire R. Response of bedwetting to the enuresis alarm：influence of psychiatric disturbance and maximum functional bladder capacity. Arch Dis Child 1982；57：394-396.

17）羽田敦子，山本景子，中村由恵．アラーム療法中途脱落回避のための電話相談の効果について．夜尿症研究 2011：16：67-71.

18）National Institute for Health and Care Excellence（NICE）. Bedwetting in children and young people overview 2020. https://pathways.nice.org.uk/pathways/bedwetting-in-children-and-young-people（accessed on July 22, 2021）

19）Huang T, Shu X, Huang YS, et al. Complementary and miscellaneous interventions for nocturnal enuresis in children. Cochrane Database Syst Rev 2011：CD005230.

20）津ヶ谷正行，岡田真介，伊藤恭典，他．夜尿症におけるアラーム療法の経験．夜尿症研究 2005：10：21-25.

21）伊東尚弘，山下純英，羽田敦子，他．当院における夜尿症に対する 2 機種のアラーム療法の治療成績の比較．夜尿症研究 2016：21：29-33.

22）福井真二，三馬省二，青木勝也，他．夜尿症に対するアラーム療法：コードレスアラーム療法と有線アラーム療法の治療成績の比較．夜尿症研究 2015：20：11-15.

23）Glazener CM, Evans JH. Desmopressin for nocturnal enuresis in children. Cochrane Database Syst Rev 2002：CD002112.

24）Wille S. Comparison of desmopressin and enuresis alarm for nocturnal enuresis. Arch Dis Child 1986：61：30-33.

25）Fai-Ngo Ng C, Wong SN, Hong Kong Childhood Enuresis Study Group. Comparing alarms, desmopressin, and combined treatment in Chinese enuretic children. Pediatr Nephrol 2005：20：163-169.

26）Longstaffe S, Moffatt ME, Whalen JC. Behavioral and self-concept changes after six months of enuresis treatment：a randomized, controlled trial. Pediatrics 2000：105：935-940.

27）Faraj G, Cochat P, Cavailles ML, et al. Treatment of isolated nocturnal enuresis：alarm or desmopressin? Arch Pediatr 1999：6：271-274.

28）Tuygun C, Eroglu M, Bakirtas H, et al. Is second-line enuretic alarm therapy after unsuccessful pharmacotherapy superior to first-line therapy in the treatment of monosymptomatic nocturnal enuresis? Urol Int 2007；78：260-263.

29）白柳慶之．単一症候性夜尿症に対する初期治療（デスモプレシン VS アラーム治療）の違による総治療期間の後方視的検討．夜尿症研究 2018；23：39-43.

30）鶴岡美幸，立木秀樹，加藤義弘，他．夜尿アラームと抗利尿ホルモン製剤の治療効果発現比較．夜尿症研究 2019；24：41-45.

31）Önol FF, Guzel R, Tahra A, et al. Comparison of long-term efficacy of desmopressin lyophilisate and enuretic alarm for monosymptomatic enuresis and assessment of predictive factors for success：a randomized prospective trial. J Urol 2015；193：655-661.

32）Keten T, Aslan Y, Balci M, et al. Comparison of the efficacy of desmopressin fast-melting formulation and enuretic alarm in the treatment of monosymptomatic nocturnal enuresis. J Pediatr Urol 2020；16：645. e1-645. e7.

33）Peng CC, Yang SD, Austin PF, at al. Systematic review and meta-analysis of alarm versus desmopressin therapy for pediatric monosymptomatic enuresis. Sci Rep 2018；8：16755.

34）McKendry JB, Stewart DA, Khanna F, et al. Primary enuresis：relative success of three methods of treatment. Can Med Assoc J

1975 : 113 : 953-955.

35) Netley C, Khanna F, McKendry JB, et al. Effects of different methods of treatment of primary enuresis on psychologic functioning in children. Can Med Assoc J 1984 : 131 : 577-579.

36) Wagner WG, Matthews R. The treatment of nocturnal enuresis : a controlled comparison of two models of urine alarm. J Dev Behav Pediatr 1985 : 6 : 22-26.

37) Wagner W, Johnson SB, Walker D, et al. A controlled comparison of two treatments for nocturnal enuresis. J Pediatr 1982 : 101 : 302-307.

38) Glazener CM, Evans JH, Peto RE. Alarm interventions for nocturnal enuresis in children. Cochrane Database Syst Rev 2003 : CD002911.

39) Caldwell PH, Sureshkumar P, Wong WC. Tricyclic and related drugs for nocturnal enuresis in children. Cochrane Database Syst Rev 2016 : CD002117.

CQ 10 夜尿症の診療において早期からアラーム療法とデスモプレシンを併用することは推奨されるか？

推奨	推奨グレード
アラーム療法またはデスモプレシンで効果が得られない場合には，両者の併用療法を推奨する．	1C
アラーム療法単独治療より早期の改善を望む場合や，デスモプレシンで効果が得られないことが予想される場合には，両者の併用療法を提案する．	2A

解説

　アラーム療法とデスモプレシンの併用療法は，デスモプレシンまたはアラーム療法それぞれ単独と比較して，平均夜尿日数（日/週）を減少させ，夜尿消失（14日間連続）達成率も高いことがコクランのシステマティックレビューにより示されている[1]．さらに両者の併用療法は，デスモプレシン単独と比較して，治療中止後，平均夜尿日数（日/週）は減少し夜尿消失維持率も高いが，アラーム療法単独とは差がなくなることも示されている[1]．また，複数のランダム化比較試験（randomized controlled trial：RCT）によって，アラーム療法とデスモプレシンの併用療法は，アラーム療法単独と比較して，治療早期の夜尿頻度減少が示されている[2-7]．国際小児禁制学会（International Children's Continence Society：ICCS）の診療指針では，夜間多尿かつ低膀胱容量を伴う場合，第一選択治療からアラーム療法とデスモプレシンの併用療法を推奨している[8]．

I. アラーム療法とデスモプレシン併用療法と単独療法との比較

　2020年のコクランレビューのメタアナリシスによって，アラーム療法とデスモプレシンの併用療法は，デスモプレシン単独と比較して，平均夜尿日数（日/週）減少（－0.88日/週，95%CI－1.38～－0.38），夜尿消失（14日間連続）達成率の増加（RR 1.32，95%CI 1.08～1.62），治療中止後の平均夜尿日数（日/週）減少（－1.40日/週，95%CI－1.86～－0.94），および治療中止後の夜尿消失（14日間連続）維持率の増加（RR 2.33，95%CI 1.26～4.29）が示されている．一方，両者の併用療法は，アラーム療法単独と比較して，平均夜尿日数（日/週）減少（－0.80日/週，95%CI－1.33～－0.26），夜尿消失（14日間連続）達成率の増加（RR 1.20，95%CI 1.02～1.41）は示されたが，治療中止後の平均夜尿日数（日/週）と夜尿消失（14日間連続）維持率に有意差はなかった．

　アラーム療法単独と比較して，併用療法の治療早期の夜尿日数減少効果は明らかである．Ahmed ら[2]は，単一症候性夜尿症（nocturnal enuresis：NE）患者 136 名をアラーム療法群，デスモプレシン群，アラーム療法とデスモプレシンの併用療法群の 3 群に振り分けて 12 週間の治療を行う前方視的 RCT を行っている．その結果，夜尿頻度の有意な減少は，アラーム療法群の 4 週間後からに対して，アラーム療法とデスモプレシンの併用療法群とデスモプレシン群は 1 週間後からと早期より認めていた．同様に Fai-Ngo ら[3]も，単一症候性 NE 患者 105 名を対象として，3 群の治療に振り分けた多施設 RCT を行っている．その結果，アラーム療法群と比較して，アラーム療法とデスモプレシンの併用療法群あるいはデスモプレシン群における早期（治療 1 週間後）の夜尿頻度減少が示された．また，Ozden ら[4]の単一症候性 NE 患者 52 名に対する前方視的 RCT においても，アラーム療法群と比較してアラーム療法とデスモプレシンの併用療法群は，治療 3 週間後（2.7 vs. 3.2 平均夜尿日数/週，$p = 0.0001$）と 6 週間後（2.2 vs. 2.7 平均夜尿日数/週，$p = 0.004$）の時点で夜尿頻度の有意な減少が示された．さらに Leebeek-Groenewegen ら[5]の単一症候性 NE 患者 93 名に対する RCT においても，アラーム療法とプラセボ群と比較してアラーム療法とデスモプレシンの併用療法群は，治療 3 週間後（2.93 vs. 3.86 平均夜尿日数/週，$p = 0.014$）において有意な夜尿頻度減少を認めた．

　一方，アラーム療法単独と比較した併用療法の長期的な優位性は明らかではない．すなわち，アラーム療法の効果が出現する治療開始後 6 週以降では，アラーム療法単独群と併用療法群における夜尿頻度の有意差が消失し[4,5]，さらに治療中止後は，アラーム療法単独群より併用療法群の再発率が高くなることも報告[8]されている．したがって，患者および家族のアラーム療法を継続していくモチベーションが高い場合は，治療早期からデスモプレシンを併用する必要はない．

II. アラーム療法とデスモプレシン併用療法の適応

　2020 年に改訂された ICCS の診療指針において，アラーム療法とデスモプレシンの併用療法は，夜間多尿かつ低膀胱容量を伴う場合の第一選択治療として推奨されており，単独治療の抵抗例に対しても考慮してもよいと記載されている[9]．Kamperis らは，一次性 NE 患者 423 名（うち単一症候性 NE 患者は 216 名）において，アラーム療法単独が有効であった 290 名と，アラーム療法は無効であったがアラーム療法とデスモプレシンの併用療法に反応した 80 名の 2 群を比較している[10]．その結果，アラーム療法単独に反応した群と比較して，アラーム療法とデスモプレシンの併用療法に反応した群では夜間尿量が有意に多いことが示された（269 ± 5 vs. 302 ± 12 mL，$p < 0.01$）．また Gibb らは，デスモプレシン抵抗性の患者 207 名を対象に，アラーム療法とデスモプレシン群（101 名）もしくはアラーム療法とプラセボ群（106 名）に振り分ける RCT を行った[11]．その結果，夜尿消失率（28 日間連続）に関しては両群に有意差はなかったものの，8 週間の治療中，アラーム療法とプラセボ群に比較して，アラーム療法とデスモプレシン群の夜尿頻度は有意に減少していた（1.8 vs. 2.4 日/週，$p < 0.001$）．

　これまでの報告から，アラーム療法とデスモプレシンの併用療法と比較して，アラーム療法単独の脱落（ドロップアウト）は多いことが示されている[1-4]．Fagndes ら[12]は，単一症候性 NE 患者 75 名に対して，アラーム療法単独群，デスモプレシン単独群，併用療法群の 3 群に

振り分けた前方視的 RCT を行い，アラーム療法単独群の脱落率(30%)が有意に高率($p=$ 0.00)と報告した．アラーム療法からの脱落は，初回の夜尿消失までの期間が長いほど起こりやすいことも報告されている[13]．したがって，アラーム療法やデスモプレシンの単独治療に抵抗性が予測される場合(夜間多尿かつ低膀胱容量)や，アラーム療法単独より早期の改善を望む場合には，脱落を減少させるためにも早期から併用療法を検討してもよい．

パネル会議・審議結果

　アラーム療法とデスモプレシンの併用療法は，それぞれの単独治療と比較して，早期に夜尿頻度を減少させることが複数の RCT にて報告されている．しかし，単独治療無効の予測因子となる日本人のパラメーター(夜間尿量や膀胱容量)はコンセンサスが得られておらず，審議の結果，全会一致で，「アラーム療法単独治療より早期の改善を望む場合や，デスモプレシンに抵抗性で効果が得られない予想される場合には，両者の併用療法を提案する」(2A)とした．
　一方，単独治療で効果が得られない場合の併用療法の有効性を示した RCT は存在しない．しかし，実臨床では一般的に併用療法が行われていること，ICCS の診療指針でも推奨されていることをふまえて，審議の結果，全会一致で「アラーム療法またはデスモプレシンで効果が得られない場合には，両者の併用療法を推奨する」(1C)とした．
　審議結果，可(10 名)，不可(0 名)，要修正(0 名)．

文献検索式

● PubMed(文献検索日：2020 年 11 月 30 日)

(bedwetting OR bed-wetting OR "nocturnal enuresis" [mesh] OR "enuresis" [mesh]) AND (alarm OR alarms) AND (desmopressin OR Deamino Arginine Vasopressin [majr]) AND (Drug Therapy, Combination OR combi*) AND 1940 [dp]：2020/09 [dp] AND (english [la] OR japanese [la])
検索結果：60 件

● 医中誌(文献検索日：2020 年 11 月 30 日)

((((夜間遺尿症/TH or 夜尿症/AL)or(夜間遺尿症/TH or 夜間遺尿症/AL)or(夜間遺尿症/TH or 夜尿/AL))and(Deamino/AL and(Arginine/TH or Arginine/AL)and("Arginine Vasopressin"/TH or Vasopressin/AL)or("Deamino Arginine Vasopressin"/TH or desmopressin/AL)or("Deamino Arginine Vasopressin"/TH or デスモプレシン/AL))and(alarm/AL or アラーム/AL))and(PT＝会議録除く)and DT＝1940：2020
検索結果：91 件

さらに検索された文献の参考文献や総説などのなかから，委員会で検討し重要と判断した文献も含めた．

文献

1) Caldwell PH, Codarini M, Stewart F, et al. Alarm interventions for nocturnal enuresis in children. Cochrane Database Syst Rev 2020：CD002911.
2) Ahmed AF, Amin MM, Ali MM, et al. Efficacy of an enuresis alarm, desmopressin, and combination therapy in the treatment of Saudi children with primary monosymptomatic nocturnal enuresis. Korean J Urol 2013；54：783-790.
3) Fai-Ngo Ng C, Wong SN, Hong Kong Childhood Enuresis Study Group. Comparing alarms, desmopressin, and combined treatment in Chinese enuretic children. Pediatr Nephrol 2005；20：163-169.
4) Ozden C, Ozdal OL, Aktas BK, et al. The efficacy of the addition of short-term desmopressin to alarm therapy in the treatment of primary nocturnal enuresis. Int Urol Nephrol 2008；40：583-586.
5) Leebeek-Groenewegen A, Blom J, Sukhai R, et al. Efficacy of desmopressin combined with alarm therapy for monosymptomatic nocturnal enuresis. J Urol 2001；166：2456-2458.
6) Bradbury MG, Meadow SR. Combined treatment with enuresis alarm and desmopressin for nocturnal enuresis. Acta Paediatr 1995；84：1014-1018.
7) Sukhai RN, Mol J, Harris AS. Combined therapy of enuresis alarm and desmopressin in the treatment of nocturnal enuresis. Eur J Pediatr 1989；148：465-467.
8) Naitoh Y, Kawauchi A, Yamao Y, et al. Combination therapy with alarm and drugs for monosymptomatic nocturnal enuresis not superior to alarm monotherapy. Urology 2005；66：632-635.

9) Nevéus T, Fonseca E, Franco I, et al. Management and treatment of nocturnal enuresis : an updated standardization document from the International Children's Continence Society. J Pediatr Urol 2020 ; 16 : 10-19.

10) Kamperis K, Hagstroem S, Rittig S, et al. Combination of the enuresis alarm and desmopressin : second line treatment for nocturnal enuresis. J Urol 2008 ; 179 : 1128-1131.

11) Gibb S, Nolan T, South M, et al. Evidence against a synergistic effect of desmopressin with conditioning in the treatment of nocturnal enuresis. J Pediatr 2004 ; 144 : 351-357.

12) Fagundes SN, Lebl AS, Azevedo Soster L, et al. Monosymptomatic nocturnal enuresis in pediatric patients : multidisciplinary assessment and effects of therapeutic intervention. Pediatr Nephrol 2017 ; 32 : 843-851.

13) Butler RJ, Robinson JC. Alarm treatment for childhood nocturnal enuresis : an investigation of within-treatment variables. Scand J Urol Nephrol 2002 ; 36 : 268-272.

推奨	推奨グレード
併存する ADHD 自体の治療を夜尿症の治療と並行して行うことを提案する.	2D

解説

　注意欠如・多動症(Attention-deficit/hyperactivity disorder：ADHD)は，夜尿症(nocturnal enuresis：NE)と同様に小児期にはまれではない疾患である[1].

　米国の疫学調査[2]では，ADHD 患者 153 名と対照群 152 名の後方視的検討で，ADHD の小児では，NE の合併が高いとされている［6 歳では ADHD 群の 20.9%，対照群の 7.8% に夜尿を認め(OR 2.7，95%CI 1.3-5.6)，10〜11 歳では ADHD 群の 3.9%，対照群の 2.9% に夜尿を認めた(OR 2.6，95%CI 0.5-13.9)］. ベルギーからの報告では，NE 患者における ADHD の併存率は 28.3% と高率であった[3]. これらのことから，von Gontard ら[1]による総説では，「ADHD は NE・昼間尿失禁(daytime urinary incontinence)に最も特異的な併存症である」としている.

I. 注意欠如・多動症の薬物療法と夜尿症

　ADHD に対しては，わが国ではメチルフェニデート，アトモキセチン，グアンファシン，リスデキサンフェタミン(わが国での発売順)による薬物療法が行われているが，かつては NE の治療薬としても使用される三環系抗うつ薬が汎用されていた[4].

1 メチルフェニデート

　中枢神経刺激薬に分類され，ドパミンとノルアドレナリンの再取り込み阻害によって脳内シナプス間隙のドパミン，ノルアドレナリン量を増やすことにより，ADHD 症状の改善が図られると考えられている.

　Williamson ら[5]は，NE を併存する ADHD 患者において，NE に対してメチルフェニデート，メチルフェニデートの異性体であるデクスメチルフェニデート(わが国では未発売)，デキストロアンフェタミン・アンフェタミン合剤(わが国では未発売)が有効であった 3 例を報告し，Ferrara ら[6]は，103 名の ADHD 患者において 9 名(8.7%)に NE の併存がみられ，このうち 8 例にメチルフェニデート治療を行ったところ，6 例で NE の改善を認めたと報告している.

Chin W-C ら[7]は，ADHD 患者 71 名(不注意優勢型 35 名，多動・衝動性優勢型と混合型 36 名)でメチルフェニデート治療を行った結果，NE を併存した不注意優勢型の患者の 42.9% で NE の改善がみられたが，多動・衝動性優勢型と混合型の患者では全く改善がみられなかった．

② アトモキセチン

選択的ノルアドレナリン再取り込み阻害薬で，おもにノルアドレナリンを調節して ADHD に効果が得られる非中枢神経刺激薬である．

NE を併存する ADHD 患者におけるアトモキセチンの効果に関する報告はいまだ数件にとどまっている[8,9]．

Ohtomo[10]は，初診時の問診と診察で ADHD の併存が否定された NE 患者 265 名に対して治療を行った結果，65 例が治療抵抗性であった．これらの患者において再評価を行った結果，24 例で ADHD の併存が判明し，アトモキセチンの治療を行ったところ，19 例で夜尿の改善を認めた．

Sumner ら[11]は，ADHD を併存しない NE 患者でのアトモキセチンの夜尿に対する有用性を報告している．

アトモキセチンは，抗うつ作用は乏しいが，抗うつ薬であるレボキセチンと類似薬に位置づけられている[12]．Lundmark ら[13]は，レボキセチンがNEに有用であることを報告している．

③ グアンファシン

選択的 a_{2A} アドレナリン受容体に作用して，ノルアドレナリンの調節不全を改善すると考えられている．本剤の NE 治療に関する報告はない．

Ohtomo[14]は，別の a_{2A} アドレナリン受容体作動薬であるクロニジンが難治性 NE へ有用であると報告している．クロニジンは 1960 年代より降圧剤として使用されているが，海外では ADHD の治療にも用いられている[15]．

④ リスデキサンフェタミン

中枢神経刺激薬で，ノルアドレナリンとドパミンの再取り込み阻害に加えて，これらの分泌を促進する，アンフェタミンのプロドラッグである．本剤のNE治療に関する報告はない．

II. 注意欠如・多動症のスクリーニングと診断

ADHD の診断には，DSM-5[16]の診断基準が使用される(表 1)[17]．

ADHD をはじめとする，遺尿症(＝尿失禁)の併存する可能性のある精神疾患/発達障害のスクリーニングは極めて重要であるが，10〜15 分の問診でかかりつけ医や小児科医が，これらの診断基準などを用いて評価することは困難である[18]．

ベルギーのゲント大学の小児科では，SSIPPE(Short Screening Instrument for Psychological Problems in Enuresis)という簡便な質問票を用いてスクリーニングを行っている(表 2)[18,19]．SSIPPE の質問票は 13 個の質問を 3 群に分けているが，第一群は，不安症やうつのスクリー

表1　DSM-5 の ADHD 診断基準

A：(1)および／または(2)によって特徴づけられる，不注意および／または多動性-衝動性の持続的な様式で，機能または発達の妨げとなっているもの．

(1) 不注意：以下の症状のうち 6 つ(またはそれ以上)が少なくとも 6 か月持続したことがあり，その程度は発達の水準に不相応で，社会的および学業的／職業的活動に直接，悪影響を及ぼすほどである*．

  a．学業，仕事，または他の活動中に，しばしば綿密に注意することができない，または不注意な間違いをする(例：細部を見過ごしたり，見逃してしまう，作業が不正確である)．

  b．課題または遊びの活動中に，しばしば注意を持続することが困難である(例：講義，会話，なたは長時間の読書に集中し続けることが難しい)．

  c．直接話しかけられたときに，しばしば聞いていないように見える(例：明らかな注意を逸らすものがない状況でさえ，心がどこか他所にあるように見える)．

  d．しばしば指示に従えず，学業，用事，職場での義務をやり遂げることができない(例：課題を始めるがすぐに集中できなくなる，また容易に脱線する)．

  e．課題や活動を順序立てることがしばしば困難である(例：一連の課題を遂行することが難しい，資料や持ち物を整理しておくことが難しい，作業が乱雑でまとまりがない，時間の管理が苦手，締め切りを守れない)．

  f．精神的努力の持続を要する課題(例：学業や宿題，青年期後期および成人では報告書の作成，書類に漏れなく記入すること，長い文書を見直すこと)に従事することをしばしば避ける，嫌う，またはいやいや行う．

  g．課題や活動に必要なもの(例：学校教材，鉛筆，本，道具，財布，鍵，書類，眼鏡，携帯電話)をしばしばなくしてしまう．

  h．しばしば外的な刺激(青年期後期および成人では無関係な考えも含まれる)によってすぐ気が散ってしまう．

  i．しばしば日々の活動(例：用事を足すこと，お使いをすること，青年期後期および成人では，電話を折り返しかけること，お金の支払い，会合の約束を守ること)で忘れっぽい．

(2) 多動性および衝動性：以下の症状のうち 6 つ(またはそれ以上)が少なくとも 6 か月持続したことがあり，その程度は発達の水準に不相応で，社会的および学業的／職業的活動に直接，悪影響を及ぼすほどである*．

  a．しばしば手足をそわそわ動かしたりトントン叩いたりする，またはいすの上でもじもじする．

  b．席についていることが求められる場面でしばしば席を離れる(例：教室，職場，その他の作業場所で，またはそこにとどまることを要求させる他の場面で，自分の場所を離れる)．

  c．不適切な状況でしばしば走り回ったり高い所へ登ったりする(注：青年または成人では，落ち着かない感じのみに限られるかもしれない)．

  d．静かに遊んだり余暇活動につくことがしばしばできない．

  e．しばしば"じっとしていない"，またはまるで"エンジンで動かされているように"行動する(例：レストランや会議に長時間とどまることができないかまたは不快に感じる；他の人達には，落ち着かないとか，一緒にいることが困難と感じられるかもしれない)．

  f．しばしばしゃべりすぎる．

  g．しばしば質問が終わる前に出し抜いて答え始めてしまう(例：他の人達の言葉の続きを言ってしまう；会話で自分の番を待つことができない)．

  h．しばしば自分の順番を待つことが困難である(例：列に並んでいるとき)．

  i．しばしば他人を妨害し，邪魔する(例：会話，ゲーム，または活動に干渉する；相手に聞かずにまたは許可を得ずに他人の物を使い始めるかもしれない；青年または成人では，他人のしていることに口出ししたり，横取りすることがあるかもしれない)．

B：不注意または多動性-衝動性の症状のうちいくつかが 12 歳になる前から存在していた．

C：不注意または多動性-衝動性の症状のうちいくつかが 2 つ以上の状況(例：家庭，学校，職場；友人や親戚といるとき；その他の活動中)において存在する．

D：これらの症状が，社会的，学業的，または職業的機能を損なわせているまたはその質を低下させているという明確な証拠がある．

E：その症状は，統合失調症，または他の精神病性障害の経過中にのみ起こるものではなく，他の精神疾患(例：気分障害，不安症，解離症，パーソナリティ障害，物質中毒または離脱)ではうまく説明されない．

*注：それらの症状は，単なる反抗的行動，挑戦，敵意の表れではなく，課題や指示を理解できないことでもない．青年期後期および成人(17 歳以上)では，少なくとも 5 つ以上の症状が必要である．

[日本精神神経学会(日本語版用語監修)，DSM-5 精神疾患の診断・統計マニュアル．東京：医学書院，2014：58-59]

(表2) 夜尿症の小児における精神医学的問題のチェックリスト（SSIPPE）

(1) 情緒の問題（2項目以上あてはまるならば，フルスクリーニングが必要）

    1．お子様は，時々，他の人が自分に対して否定的な反応をすると感じていますか？
    2．お子様は，時々，自分に価値がないと感じたり，自信を喪失していますか？
    3．お子様は，時々，頭痛を訴えますか？
    4．お子様は，時々，体調を崩しますか？
    5．お子様は，時々，腹痛を訴えますか？
    6．お子様は，時々，活動性が落ちたり，元気がなくなりますか？
    7．お子様は，時々，自分が不幸とか，悲しいとか，うつっぽく感じていますか？

(2) 不注意の問題（2項目以上あてはまるならば，フルスクリーニングが必要）

    1．お子様は，しばしば，学校の課題で，細かい点に十分な注意を払わなかったり，不注意な間違いをしますか？
    2．お子様は，しばしば，作業や活動の企画に困難を生じますか？
    3．お子様は，しばしば日常の課題を忘れますか？

(3) 多動／衝動性の問題（2項目以上あてはまるならば，フルスクリーニングが必要）

    1．お子様は，しばしば，話し続けてますか？
    2．お子様は，しばしば，忙しそうですか？
    3．お子様は，しばしば，不適切に走り回ったり，よじ登ったりしますか？

（Van Hoecke E, et al. J Urol 2007；178：2611-2615 より作成）

ニングで，第二群，第三群が ADHD のスクリーニングである．もし各群で 2 項目以上「陽性」であれば，臨床心理士や専門医による詳細な評価が必要とされる．

III. 注意欠如・多動症を併存する夜尿症患者の治療における問題点

    NE 治療をうまく進めていくためには，生活指導の徹底と積極的治療（薬物療法，アラーム療法）のアドヒアランスを高めることが重要であるが，ADHD を併存している NE 患者では，その点が劣っている[20]．昼間尿失禁（daytime urinary incontinence）のある小児で，2 時間ごとの定時排尿（timed voiding）の治療を行った場合，ADHD のない小児では 14% がアドヒアランス不良であった一方，ADHD を有する小児では 48% が不良であった．夜尿に対してアラーム療法を行った場合，ADHD のない小児では 22% がアドヒアランス不良であった一方，ADHD を有する小児では 38% が不良であった．

    重度の ADHD を有する NE や昼間尿失禁の患者では，ADHD の治療を優先することにより，排尿障害の治療への患者の協力とアドヒアランスの向上を図ることが推奨されている[1]．

（パネル会議・審議結果）

  NE，特に非単一症候性 NE 患者での ADHD の併存は多いことが近年国内外で注目されており，ADHD 自体に対する薬物治療によって，夜尿や昼間尿失禁が改善・解消することが報告されているが，エビデンスレベルの高い報告は未だ少ない．したがって，委員会での審議の結果，ADHD を併存する NE 患者に対する ADHD の治療については推奨グレードを 2D とした．

  審議結果，可（10 名），不可（0 名），要修正（0 名）．

文献検索式

● PubMed(文献検索日：2020 年 11 月 30 日)

(bedwetting OR bed-wetting OR "nocturnal enuresis" ［mesh］ OR "enuresis" ［mesh］)AND("Attention Deficit Disorder with Hyper-activity" OR ADHD)AND 1940 ［dp］：2020/09 ［dp］ AND(english ［la］ OR japanese ［la］)
検索結果：161 件

● 医中誌(文献検索日：2020 年 11 月 30 日)

(((夜間遺尿症/TH or 夜尿症/AL)or(夜間遺尿症/TH or 夜間遺尿症/AL)or(夜間遺尿症/TH or 夜尿/AL))and((注意欠如・多動症/TH or 注意欠如・多動症/AL)or(注意欠如・多動症/TH or ADHD/AL)))and(PT＝会議録除く)and DT＝1940：2020
検索結果：46 件

さらに検索された文献の参考文献や総説などのなかから，委員会で検討し重要と判断した文献も含めた.

文献

1) von Gontard A, Equit M. Comorbidity of ADHD and incontinence in children. Eur Child Adolesc Psychiatry 2015；24：127-140.
2) Robson WL, Jackson HP, Blackhurst D, et al. Enuresis in children with attention-deficit hyperactivity disorder. South Med J 1997；90：503-505.
3) Baeyens D, Roeyers H, D'Haese L, et al. The prevalence of ADHD in children with enuresis：comparison between a tertiary and non-tertiary care sample. Acta Paediatr 2006；95：347-352.
4) Spencer T, Biederman J, Wilens T, et al. Pharmacotherapy of attention-deficit hyperactivity disorder across the life cycle. J Am Acad Child Adolesc Psychiatry 1996；35：409-432.
5) Williamson LB, Gower M, Ulzen T. Enuresis and ADHD in older children and an adolescent treated with stimulant medication：a case series. J Can Acad Child Adolesc Psychiatry 2011；20：53-55.
6) Ferrara P, Sannicandro V, Ianniello F, et al. Attention-deficit/hyperactivity disorder and enuresis：a study about effectiveness of treatment with methylphenidate or desmopressin in a pediatric population. Minerva Pediatr 2019；71：135-138.
7) Chin W-C, Huang Y-S, Chou Y-H, et al. Subjective and objective assessments of sleep problems in children with attention deficit/hyperactivity disorder and the effects of methylphenidate treatment. Biomed J 2018；41：356-363.
8) Shatkin JP. Atomoxetine for the treatment of pediatric nocturnal enuresis. J Child Adolesc Psychopharmacol 2004；14：443-447.
9) Bahali K, Ipek H, Uneri OS. Methylphenidate and atomoxetine for treatment of nocturnal enuresis in a child with attention-deficit hyperactivity disorder. Eur Child Adolesc Psychiatry 2013；22：649-650.
10) Ohtomo Y. Atomoxetine ameliorates nocturnal enuresis with subclinical attention-deficit/hyperactivity disorder. Pediatr Int 2017；59：181-184.
11) Sumner CR, Schuh KJ, Sutton VK, et al. Placebo-controlled study of the effects of atomoxetine on bladder control in children with nocturnal enuresis. J Child Adolesc Psychopharmacol 2006；16：699-711.
12) Ritter JM, Flower R, Henderson G, et al. Antidepressant drugs. In：Ritter J, Flower R, Henderson G et al(eds). Rang & Dale's Phar-macology. 9th ed. Elsevier, 2020：603-622.
13) Lundmark E, Stenberg A, Hägglöf B, et al. Reboxetine in therapy-resistant enuresis：a randomized placebo-controlled study. J Pedi-atr Urol 2016；12：397. e1-397. e5.
14) Ohtomo Y. Clonidine may have a beneficial effect on refractory nocturnal enuresis. Pediatr Int 2017；39：711-713.
15) Canadian ADHD Resource Alliance(CADDRA). Canadian ADHD Practice Guidelines. 4th ed. Toronto：CADDRA. 2018. https://www.caddra.ca/wp-content/uploads/CADDRA-Guidelines-4th-Edition_-Feb2018.pdf(accessed Oct 30, 2020)
16) American Psychiatric Association. Diagnostic and Statistical Manual of Mental Disorders. 5th ed.(DSM-5). Arlington：American Psychiatric Association Publishing. 2013.
17) 日本精神神経学会(日本語版用語監修). DSM-5 精神疾患の診断・統計マニュアル．東京：医学書院, 2014：58-59］
18) Van Herzeele C, De Bruyne P, De Bruyne E, et al. Challenging factors for enuresis treatment：psychological problems and non-adherence. J Pediatr Urol 2015；11：308-313.
19) Van Hoecke E, Baeyens D, Vanden Bossche H, et al. Early detection of psychological problems in a population of children with enuresis：construction and validation of the short screening instrument for psychological problems in enuresis. J Urol 2007；178：2611-2615.
20) Crimmins CR, Rathbun SR, Husmann DA. Management of urinary incontinence and nocturnal enuresis in attention-deficit hyperac-tivity disorder. J Urol 2003；170：1347-1350.

参 考

参考 **1** | ## 宿泊行事への対応

　夜尿症（nocturnal enuresis：NE）患者とその家族にとって，学校や習い事の宿泊行事への参加は切実な問題である．患者によっては「恥ずかしいから参加したくない」と言い出すこともある．しかし，行事への不参加自体も患者の自尊心低下やいじめにつながる可能性もあるため，可能な限り参加を促すことが望ましい．ただし，患者にとって「参加してよかった」，「また参加したい」と感じてもらうことが，その後のアドヒアランス向上にもつながるため，以下で述べるポイントを考えながら対応する．

I. 話し合いの中心には必ず患者がいること（図1）

　行事に参加するのは家族でも医療者でもなく患者本人であるため，患者の意向を聞き出せるような環境づくりが大切である．

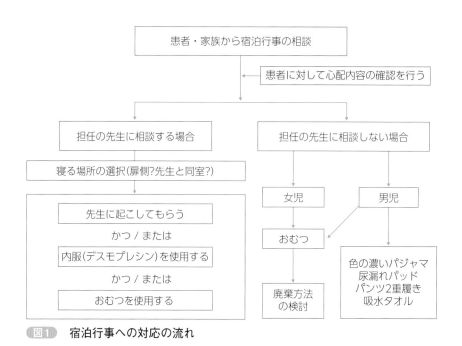

図1 宿泊行事への対応の流れ

II. 宿泊行事に参加するにあたって，患者の心配内容の順位づけをする

患者によって参加を渋る理由は様々である．「友達に夜尿を知られたくない」，「紙おむつをはいていることを知られたくない」，「薬を飲んでいることを知られたくない」，「先生に知られたくない」など様々な理由がある．それらを順位づけして整理することによって，何に対応すべきかの優先順位が明らかとなる．

III. 具体的な方法を提示して，患者とともに組み合わせていく

宿泊行事への対応にあたっては，下記①～④に関して患者と相談し，すべてもしくはいくつかを組み合わせる．
①生活指導（夕方以降の水分摂取を控え，就寝前には必ず完全排尿する）
②担任の先生に時間を決めて夜間に起こしてもらう
③デスモプレシンを使用する
④紙おむつをはく（もしくはパンツに尿漏れパッドを縫い付けてもらう）

❶ 夜間睡眠中に担任の先生に起こしてもらう時間について

CQ3 の「夜間強制覚醒の是非」の項で述べたように，短期間に限り夜尿を回避する実用的な手段として患者を起こすことが提案されている．排尿誘導時間はあらかじめ，自宅では何時頃に夜尿することが多いのかを確認し，深夜 0 時前に夜尿があるような患者に対してはその時間の 30～60 分前に，深夜 0 時以降に夜尿が認められる患者に対しては 0 時前後に排尿誘導をお願いするとよい．

❷ デスモプレシンの試用に関して

普段からデスモプレシンを使用している患者では特に問題はないが，外来には「今年の夏の行事があるので何とかしてほしい」など，急な依頼があることも多い．そのような，デスモプレシンを宿泊行事で初めて使用する場合には，「事前の試用」が推奨される（CQ6 参照）．十分な用量調節と，薬が有効であるという確証を得るためには，行事の少なくとも 6 週間前からの試用が推奨される[1,2]．

IV. 学校の先生には保護者から夜尿症の対応について依頼してもらう

担任の先生に NE の対応を依頼する場合には，必ず保護者から依頼してもらう．また学校によっては，医師の診断書が必要なケースもあるため，なるべく早めに対応することが望ましい．

文献

1）Tu ND, Baskin LS. Nocturnal enuresis in children：management. UpToDate.
https://www.uptodate.com/contents/nocturnal-enuresis-in-children-management（accessed on May 24, 2021）
2）日本夜尿症学会編．夜尿症診療ガイドライン 2016．東京：診断と治療社．2016．

　睡眠は，レム睡眠(rapid eye movement sleep：REM sleep)とノンレム睡眠(non-REM sleep)に二つに分けられる．レム睡眠は急速眼球運動，筋トーヌスの低下，活発な脳活動が特徴的であり，ノンレム睡眠では筋緊張はある程度保たれるが，脳の活動が低下し，急速眼球運動は認めない状態である．ノンレム睡眠は浅深により睡眠段階1～4の4段階に分類され，睡眠段階3と4は脳と身体を休息させる役割が大きい徐波睡眠と呼ばれている．通常は睡眠の前半に徐波睡眠が多く，朝方にかけて浅睡眠やレム睡眠の割合が多くなる．

　夜尿症(nocturnal enuresis：NE)はそのような睡眠中に不随意に尿を漏らす疾患であり，膀胱が充満した際になぜ尿意を感じて睡眠から覚醒できないのか，夜尿をしない人にとっては不思議に思うかもしれない．しかし反対にNE患者にしてみたら，意識がない寝ているときになぜ尿意で起きることができるのか不思議に思うであろう．覚醒できない機序に関して詳細は解明されていないが，背景としてNE患者の睡眠が健常者とは異なることが推測され，これまで様々な方法で睡眠を比較，評価した報告が出されている．

　子供の睡眠習慣質問票日本語版(the Japanese version of children's sleep habits questionnaire：CSHQ-J)を用いたNE患者の睡眠の評価では，NE患者は健常者より睡眠の質が低下し，またサブスケールでも「入眠のしにくさ」，「夜間の覚醒」，「睡眠時随伴症状」，「日中の眠気」の項目で健常者より有意に点数が高く，さらにNE患者は朝の目覚めが悪く，日中に眠気を伴うことが多いと報告している[1]．Gozmenら[2]も，ピッツバーグ睡眠質問票(Pittsburgh sleep quality index：PSQI)を用いてNE患者の睡眠の質が低下していること，デスモプレシン治療開始1か月後にスコアが改善したことを報告している．また，動きを感知する圧センサーを用いて非侵襲的に睡眠と覚醒を判定することができるアクティグラフィを用いた報告では，NE患者では睡眠効率が低下しており，中途覚醒も多く，睡眠深度は浅い傾向がみられたり[3]，睡眠潜時の延長や夜間中途覚醒の増加，motionless sleepの減少を認めた[4]とされている．Tsujiら[5]は，非接触型睡眠計を用いて検討し，NE患者では，健常者に比べ睡眠効率が著明に低下し，浅睡眠も有意に多かったことを報告している．

　以上より，NE患者の睡眠は健常者とは異なっており，睡眠効率も低下し睡眠障害を呈している可能性が高いが，ではNEが原因で睡眠障害があるのか，睡眠障害が原因で夜尿をするのか，この問題に関して現時点では答えが出ていない．非接触型睡眠計を用いて睡眠を評価したTsuji[5]らは，NEが改善したあとも睡眠障害が残存したため，睡眠障害はNEの原因ではないと報告している．一方でFerrarraら[6]は，睡眠ホルモンであるメラトニンを用いて，NE患者をデスモプレシン単独治療群とデスモプレシンとメラトニンの併用療法群で比較した結果，メラトニン併用群で治療成績がよかったことを報告している．また動物実験ではあるが，ラットでは徐波睡眠が膀胱コンプライアンスを低下し膀胱容量を大きくすることが報告されており[7]，言い返せば，NE患者は深い睡眠がとれない，浅い睡眠下

では膀胱が広がりづらく尿を溜めづらい可能性がある．夜尿と睡眠障害の原因と結果の関係については今後のデータの蓄積・報告が待たれる．

　最後に，近年はスマートフォンやタブレット，ゲーム機器などブルーライトに曝される機会が多くなってきた．夜間のブルーライト曝露はメラトニンの分泌を低下させ，体内時計の位相を後退させる[8]．そのため，睡眠の質を悪化させるばかりでなく，体内時計に強く支配されているバソプレシンの分泌を遅らせる可能性がある．規則正しい生活を心がけ，就寝前のブルーライトを放つタブレットなどの使用は避けたほうがよいであろう．

　なお，睡眠障害の器質的な要因となる扁桃肥大に関しては，参考 4 を参照されたい．

文献

1) 前川加奈美，望月貴博．子供の睡眠習慣質問票（日本語版）CSHQ-J を用いた夜尿症児における睡眠の質の評価．夜尿症研究 2017；22：17-21．

2) Gozmen S, Keskin S, Akil I. Enuresis nocturna and sleep quality. Pediatr Nephrol 2008；23：1293-1296.

3) 松本成史，柿崎秀宏，阿部泰之，他．夜尿症と睡眠障害の関連：アクティグラフィによる客観的睡眠評価を用いて．夜尿症研究 2014；19：43-47．

4) Cohen-Zrubavel V, Kushnir B, Kushnir J, et al. Sleep and sleepiness in children with nocturnal enuresis. Sleep 2011；34：191-194.

5) Tsuji S, Takewa R, Kaneko K, et al. Nocturnal enuresis and poor sleep quality. Pediatr Int 2018；60：1020-1023.

6) Ferrara P, Sbordone A, Cutrona C et al. Melatonin's effect on the efficacy of desmopressin in the treatment of enuresis. Int Neuro J 2016；20：203-208.

7) Crook J, Lovick T. Urodynamic function during sleep-like brain states in urethane anesthetized rats. Neuroscience 2015；313：73-82.

8) Sexton T, Buhr E, Van Gelder RN. Melanopsin and mechanisms of non-visual ocular photoreception. J Biol Chem 2012；287：1649-1656.

　小児期の精神疾患は，世界保健機関（World Health Organization：WHO）で作成される ICD（International Statistical Classification of Diseases and Related Health Problems）-10 と ICD-11 でその分類が大きく変化した．ICD-10 は 1990 年に発表され，2019 年まで毎年改訂されてきた．ICD-10[1]は，22 章から構成されるが，第 5 章が "Mental and Behavioural Disorders" であり，その F9 に「小児期および青年期に通常発症する行動および情緒の障害」がまとめられていた．2019 年 5 月に発表された ICD-11[2]は，26 章から構成され，第 6 章が "Mental, Behavioural or Neurodevelopmental Disorders" となり，「小児期・青年期」と「成人期」の区分を廃する形となった．表 1 に ICD-10 の F9 疾患群の ICD-11 での対応を示すが，現時点で日常診療では ICD-10 の F9 の表記が汎用されているのが現状である．しかしながら，ICD-11 では「神経発達症群（neurodevelopmental disorders）」として，DSM-5[3]と整合性のとれた分類を

表1　ICD-10 の F9 疾患群の ICD-11 への移行

ICD-10 の F9	対応する ICD-11 の大分類
F90 多動性障害	神経発達症群
F91 行為障害	秩序破壊的または非社会的行動症群
F93 小児期に特異的に発症する情緒障害 　F93.0 小児期の分離不安障害 　F93.1 小児期の恐怖症性不安障害 　F93.2 小児期の社会［社交］不安障害 　F93.3 同胞葛藤症	 不安または恐怖関連症群 不安または恐怖関連症群 不安または恐怖関連症群 （直接対応する項目なし）
F94 小児期及び青年期に特異的に発症する社会的機能の障害 　F94.0 選択性緘黙 　F94.1 小児期の反応性愛着障害 　F94.2 小児期の脱抑制性愛着障害	 不安または恐怖関連症群 ストレス関連症群 ストレス関連症群
F95 チック障害	（第 8 章神経系疾患の movement disorders）
F98 小児期及び青年期に通常発症するその他の行動および情緒の障害 　F98.0 非器質性遺尿症 　F98.1 非器質性遺糞症 　F98.2 乳幼児期および小児期の哺育障害 　F98.3 乳幼児期および小児期の異食症 　F98.4 常同運動障害 　F98.5 吃音［症］ 　F98.6 早口症	 排泄症群 排泄症群 食行動症または摂食症群 食行動症または摂食症群 神経発達症群 神経発達症群 神経発達症群

表2 神経発達症群（ICD-11）

神経発達症群（ICD-11）	対応する ICD-10 の病名
知的発達症 (disorders of intellectual development)	F7 精神遅滞［知的障害］
発達性発話または言語症群 (developmental speech or language disorders)	F80 会話および言語の特異的発達障害 F98.5 吃音［症］ F98.6 早口症
自閉スペクトラム症 (autism spectrum disorder)	F84 広汎性発達障害
発達性学習症 (developmental learning disorder)	F81 学力の特異的発達障害
発達性協調運動症 (developmental motor coordination disorder)	F82 運動機能の特異的発達障害
注意欠如・多動症 (attention-deficit hyperactivity disorder)	F90 多動性障害
常同運動症 (stereotyped movement disorder)	F98.4 常同運動障害

導入した（表2）ので，ここでは ICD-10 と ICD-11 を統合した記載をする．

これらの疾患群で夜尿の併存が問題となるのが，①注意欠如・多動症（attention-deficit/hyperactivity disorder：ADHD），②自閉スペクトラム症（autism spectrum disorder：ASD），③知的発達症の3疾患群である[4]．

I. 注意欠如・多動症

ADHD については CQ11 を参照されたい．

II. 自閉スペクトラム症

ASD の有病率は1.2%で，約半数の患者が知的障害を伴っている[5]．本症の9割に夜尿症（nocturnal enuresis：NE）があるとの報告がある[6]が，病因については明らかになっていない．

III. 知的発達症

知能指数（intelligence quotient：IQ）が70未満の小児でその原因疾患は様々である．NE のみならず，昼間尿失禁（daytime urinary incontinence）や便失禁（fecal incontinence）もみられ，IQ が低いほど重症である[4]．Fragile X 症候群や Rett 症候群などでそのリスクは高い．

NE のみならず，昼間尿失禁や便失禁を含めた排泄障害と，行動および情緒の障害の併存の検討では，7歳半の8,242名において[7]，NE の小児では，分離不安障害（8.0%），社会不安障害（7.0%），恐怖症性不安障害（14.1%），全般性不安障害（10.5%），うつ病（14.2%），反抗挑戦性障害（8.8%），行為障害

（8.5％），ADHD（17.6％）が，昼間尿失禁のある小児では，ADHD（24.8％），反抗挑戦性障害（10.9％），行為障害（11.8％）がみられた．また，同一の対象において，便失禁のある小児では，分離不安障害（4.3％），恐怖症性不安障害（4.3％），全般性不安障害（3.4％），ADHD（9.2％），反抗挑戦性障害（11.9％）がみられた[8]．

IV. 発達障害と夜尿症の合併

発達障害と NE との合併では，もともと両者が合併している場合（一次的併存）と，発達障害の二次的な不適応症状として NE が発症もしくは悪化している場合（二次的併存）とがある．一次的併存の場合には，中枢神経の未熟性による排尿機能の未成熟と発達特性に応じた指導，二次的併存の場合には，それらに加えて二次的症状を引き起こした心因に対する心理的ケアが必要になる[9]．

ADHD に対しては近年薬物療法が確立されてきた（CQ11 参照）が，ASD では，患者の独特な認知やキャラクターを理解して対応していくことや，排尿環境や学校環境などの不安を除去する環境整備が重要である[10]．ASD の小児では，就床への抵抗，入眠困難，中途覚醒，早朝覚醒，朝の覚醒困難などの睡眠障害が高率にみられ，これが NE の併存に関与している可能性があることより，メラトニン，ラメルテオンなどによる薬物療法も今後期待される[11]．

文献

1) World Health Organization（WHO）. International Statistical Classification of Diseases and Related Health Problems. 10th Rev.（ICD-10）. WHO. Version for 2019-covid-expanded.
https://icd.who.int/browse10/2019/en（accessed on Dec 11, 2020）
2) World Health Organization（WHO）. ICD-11 for Mortality and Morbidity Statistics（ICD-11 MMS）. WHO. 2020.
https://icd.who.int/browse11/l-m/en（accessed on Dec 11, 2020）
3) American Psychiatric Association. Diagnostic and Statistical Manual of Mental Disorders. 5th ed.（DSM-5）. Arlington：American Psychiatric Association Pulishing. 2013.
4) Baeyens D, von Gontard A. Psychological aspects in evaluation and management of nocturnal enuresis. In：Franco I, Austin PF, Bauer S, et al（eds）. Pediatric Incontinence：Evaluation and Clinical Management. Hoboken：Wiley. 2015：245-252.
5) Baird G, Simonoff E, Pickles A, et al. Prevalence of disorders of the autism spectrum in a population of children in South Thames：The Special Needs and Autism Project（SNAP）. Lancet 2006；368：210-215.
6) Gor RA, Fuhrer J, and Schober JM. A retrospective observational study of enuresis, daytime voiding symptoms, and response to medical therapy in children with attention deficit hyperactivity disorder and autism spectrum disorder. J Pediatr Urol 2012；8：314-317.
7) Joinson C, Heron J, Emond A, et al. Psychological problems in children with bedwetting and combined（day and night）wetting：a UK population-based study. J Pediatr Psychol 2007；32：605-616.
8) Joinson C, Heron J, Butler U, et al. Psychological differences between children with and without soiling problems. Pediatrics 2006；117：1575-1584.
9) 石崎優子．発達障害児の夜尿症への対応．夜尿症研究 2011；16：11-15.
10) 田中幸代，山内壮作，武輪鈴子，他．発達障害児における夜尿症の治療法の検討．夜尿症研究 2011；16：43-49.
11) 中井昭夫．小児神経発達障害における睡眠障害の治療の実際：自閉症スペクトラム障害とメラトニンについて．Progress in Medicine 2020；40：403-407.

参考 4 | 夜尿症と扁桃肥大との関係

　夜尿症(nocturnal enuresis：NE)と扁桃肥大との関係については，扁桃・アデノイド肥大が原因となっている睡眠呼吸障害と関係があることが知られている．研究報告により数値は多少異なるが，扁桃・アデノイド肥大が原因となる睡眠呼吸障害を認める小児患者の24〜42%がNEを合併していると報告されている[1-6]．また報告により差はあるが，扁桃・アデノイド摘出術前にNEを認めていた患者の49〜87.8%では術後に夜尿が完治あるいは頻度が減少する[1-7]．

　なお，NE患者の睡眠については，参考2を参照されたい．

I. 扁桃・アデノイド肥大に伴う睡眠呼吸障害と夜尿症との関係

　小児における睡眠呼吸障害は，アデノイドや口蓋扁桃肥大による閉塞性無呼吸が主要な原因とされている[8]．睡眠呼吸障害にNEが合併することはすでに知られており，合併率などに関する報告がある．

　Jeyakumarら[9]は，睡眠呼吸障害とNEとの関係についてのシステマティックレビューを報告していて，14件の研究報告の総患者数3,550名についてレビューしている．睡眠呼吸障害と診断された18か月から19歳までの患者のうち，31.4%にあたる1,113名にNEを認めた．そのうち7件の研究報告では，睡眠呼吸障害に対して扁桃・アデノイド摘出術後の夜尿に対する経過観察がなされており，術後に84%の患者で夜尿が消失していたと報告している．扁桃・アデノイド肥大が原因となっている睡眠呼吸障害に対する外科的治療によりNEが改善するか否かについては，Jeyakumarらによるシステマティックレビューの報告以降も，夜尿が消失した割合は49〜54%と報告されている[4-6]．

　このように，扁桃・アデノイド肥大による睡眠呼吸障害とNEの関連性は強い．Karakasら[10]は，NE患者の上気道検査の必要性について調べることを目的として，扁桃・アデノイド肥大，鼻中隔逸脱，喉頭蓋肥大症，アレルギー性鼻炎，上気道閉塞といびきとNEとの関係について検討している．NEを有する小児と有さない小児を比較した結果，アデノイドスコア，鼻中隔逸脱といびきに関して統計学的に有意に夜尿を有する小児の割合が高かったと報告している．

　睡眠呼吸障害が夜尿を引き起こす要因として，以下のことが考えられている．睡眠時無呼吸に伴う肺動脈圧や右心房圧の上昇により心房性ナトリウム利尿ペプチド(atrial natriuretic peptide：ANP)やB型ナトリウム利尿ペプチド(B-type natriuretic peptide：BNP)の分泌が促され，ANPやBNPの作用により尿量が増加すること[11]．また，夜間の睡眠時無呼吸による頻回の覚醒と，日中の傾眠傾向が抗利尿ホルモン分泌の概日リズムの異常をきたし，夜間の多尿を起こすとも考えられている[12]．Waleedら[7]は，睡眠呼吸障害とNEを有する小児患者と睡眠呼吸障害のないNE患者あるいは健康小児の起床時の血漿BNPを検討した．その結果，睡眠呼吸障害を有するNE患者の血漿BNPは，睡眠呼吸障害の

ない NE 患者あるいは健康小児と比較して統計学的に有意に高値であった．そして，睡眠呼吸障害に対して扁桃・アデノイド摘出術を施行することにより，血漿 BNP は睡眠呼吸障害のない NE 患者あるいは健康小児と比較して統計学的に有意差がない程度まで低下したことがわかった．

以上より，扁桃肥大が原因と考えられる睡眠呼吸障害と NE との関連性は強いが，現在までに扁桃・アデノイド摘出術による夜尿改善の有効性を評価したランダム化比較試験は存在しない．

文献

1) Basha S, Bialowas C, Ende K, et al. Effectiveness of adenotonsillectomy in the resolution of nocturnal enuresis secondary to obstructive sleep apnea. Laryngoscope 2005；115：1101-1103.

2) Firoozi F, Batniji R, Aslan AR, et al. Resolution of diurnal incontinence and nocturnal enuresis after adenotonsillectomy in children. J Urol 2006；175：1885-1888；discussion 1888.

3) Weissbach A, Leiberman A, Tarasiuk A, et al. Adenotonsilectomy improves enuresis in children with obstructive sleep apnea syndrome. Int J Pediatr Otorhinolaryngol 2006；70：1351-1356.

4) Kovacevic L, Jurewicz M, Dabaja A, et al. Enuretic children with obstructive sleep apnea syndrome：should they see otolaryngology first? J Pediatr Urol 2013；9：145-150.

5) Somuk BT, Bozkurt H, Göktaş G, et al. Impact of adenotonsillectomy on ADHD and nocturnal enuresis in children with chronic adenotonsillar hypertrophy. Am J Otolaryngol 2016；37：27-30.

6) Kaya KS, Türk B, Erol ZN, et al. Pre- and post-operative evaluation of the frequency of nocturnal enuresis and modified pediatric epworth scale in pediatric obstructive sleep apnea patients. Int J Pediatr Otorhinolaryngol 2018；105：36-39.

7) Waleed FE, Samia AF, Samar MF. Impact of sleep-disordered breathing and its treatment on children with primary nocturnal enuresis. Swiss Med Wkly 2011；141：w13216.

8) Section on Pediatric Pulmonology, Subcommittee on Obstructive Sleep Apnea Syndrome. American Academy of Pediatrics. Clinical practice guideline：diagnosis and management of childhood obstructive sleep apnea syndrome. Pediatrics 2002；109：704-712.

9) Jeyakumar A, Rahman SI, Armbrecht ES, et al. The association between sleep-disordered breathing and enuresis in children. Laryngoscope 2012；122：1873-1877.

10) Karakas HB, Mazlumoglu MR, Simsek E. The role of upper airway obstruction and snoring in the etiology of monosymptomatic nocturnal enuresis in children. Eur Arch Otorhinolaryngol 2017；274：2959-2963.

11) Ulfberg J, Thuman R. A non-urologic cause of nocturia and enuresis：obstructive sleep apnea syndrome（OSAS）. Scand J Urol Nephrol 1996；30：135-137.

12) 宮澤哲夫，坂田英明，赤司俊二：夜尿と睡眠時無呼吸．夜尿症研究 1998；3：51-54.

男児夜尿症患者における後部尿道弁

　後部尿道弁(posterior urethral valve：PUV)は軽度から重度の尿道閉塞を引き起こし，その結果幅広い臨床症状を呈する[1,2]．胎児期や乳児期に上部尿路拡張や尿路感染症を契機に診断される患者では，排尿時膀胱尿道造影法(voiding cystourethrography：VCUG)や膀胱尿道内視鏡での診断所見のコンセンサスが得られている[3]．一方，幼児期や学童期以降に，難治性の昼間尿失禁(daytime urinary incontinence)や夜尿症(nocturnal enuresis：NE)，その他の下部尿路症状(lower urinary tract symptoms：LUTS)を契機に診断される症例は晩期発症型 PUV[4]と呼ばれ，尿道切開術で LUTS が改善することが報告されている．VCUG 所見と膀胱尿道鏡所見の一例を図1，図2に示す．

　晩期発症型 PUV に対する VCUG および内視鏡検査の明確な診断基準は現時点では存在しない[3]．VCUG[5,6]，内視鏡検査[7]ともに検者によって診断基準が異なるという報告や，内視鏡検査で晩期発症型 PUV と診断した患者の 22〜47%[8,9]は VCUG で PUV と診断していなかったという報告がある．

　晩期発症型 PUV は治療歴のない NE 患者の 3.7% に合併し，そのうち単一症候性 NE が 69%，非単一症候性 NE が 31% であったと報告されている[10]．一方，保存的治療抵抗性の NE 患者では，その 47% に合併し，単一症候性 NE が 30%，非単一症候性 NE が 70% であったと報告されている[11]．また，晩期発症型 PUV に随伴する症状は，単一症候性 NE が 0〜13%，非単一症候性 NE が 47〜87% と報告さ

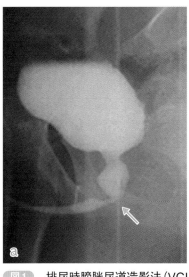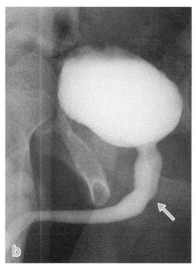

図1　排尿時膀胱尿道造影法(VCUG)所見
9歳，非単一症候性 NE.
a：尿道切開術前．後部尿道に狭窄(矢印)を認める．
b：尿道切開術後．狭窄は消失している．

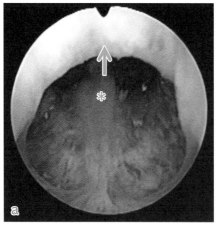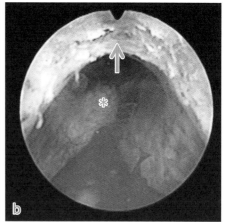

図2　膀胱尿道鏡所見
9 歳，非単一症候性 NE.
a：尿道切開術前．後部尿道弁 12 時方向(矢印)と精阜(＊).
b：尿道切開術後．後部尿道切開部(矢印)と精阜(＊).

れている[8,9,12].

　治療効果に関して，NE では 38～85%[6,8,11-14]，昼間尿失禁では 50～100%[6,8,9,11-13,15]が改善すると報告されている．このばらつきの要因としては，手術適応の違い，経過観察期間の違いが考えられる．

　PUV は排尿時に尿道壁を不均一に伸展させて尿道を屈曲させ，尿道切開術後はこの屈曲の程度が軽減することが報告されている[16]．また，動物実験で尿道壁の伸展が排尿筋過活動(detrusor overactivity：DO)を誘発することが報告されている[17]．これらが尿道切開術による排尿症状改善の理由として想定されているが，根本的なメカニズムはいまだ解明されていない．

文献

1）Hendren WH. Posterior urethral valves in boys：a broad clinical spectrum. J Urol 1971；106：298-307.
2）Pieretti RV. The mild end of the clinical spectrum of posterior urethral valves. J Pediatr Surg 1993；28：701-704；discussion 704-706.
3）Nakai H, Hyuga T, Kawai S, et al. Aggressive diagnosis and treatment for posterior urethral valve as an etiology for vesicoureteral reflux or urge incontinence in children. Investig Clin Urol 2017；58(Suppl 1)：S46-S53.
4）中村　繁，日向泰樹，川合志奈，他．＜特集：尿道狭窄プラクティス＞保存的治療抵抗性昼間尿失禁および夜尿症の男児における後部尿道弁の診断と治療．泌尿器外科 2018；31：37-46.
5）de Kort LM, Uiterwaal CS, Beek EJ, et al. Reliability of voiding cystourethrography to detect urethral obstruction in boys. Urology 2004；63：967-971；discussion 971-962.
6）渡邊常樹，藤永周一郎，池田裕一，他．小児科医から小児泌尿器科医へ紹介を要した昼間尿失禁：非単一症候性夜尿症患児の検討．夜尿症研究 2014；19：83-87.
7）de Jong TP, Radmayr C, Dik P, et al. Posterior urethral valves：search for a diagnostic reference standard. Urology 2008；72：1022-1025.
8）Schober JM, Dulabon LM, Woodhouse CR. Outcome of valve ablation in late-presenting posterior urethral valves. BJU Int 2004；94：616-619.
9）Özen MA, Taşdemir M, Gündoğdu G, et al. Does voiding cystourethrogram exclude posterior urethral valves in late presenting cases? Eur J Pediatr Surg 2019；29：85-89.
10）内藤泰行，河内明宏，大石正勝，他．泌尿器科学的疾患と夜尿症．夜尿症研究 2006；11：5-9.
11）Nakamura S, Kawai S, Kubo T, et al. Transurethral incision of congenital obstructive lesions in the posterior urethra in boys and its effect on urinary incontinence and urodynamic study. BJU Int 2011；107：1304-1311.
12）加藤昌生，井上洋二，碓井　亞，他．軽度下部尿路通過障害を伴った夜尿症児における麻酔下膀胱容量．夜尿症研究

2007；12：35-38.

13）Nakamura S, Hyuga T, Kawai S, et al. The Endoscopic morphological features of congenital posterior urethral obstructions in boys with refractory daytime urinary incontinence and nocturnal enuresis. Eur J Pediatr Surg 2016；26：368-375.

14）Yamanishi T, Yasuda K, Hamano S, et al. Urethral obstruction in patients with nighttime wetting：urodynamic evaluation and outcome of surgical incision. Neurourol Urodyn 2000；19：241-248.

15）de Jong TP, Kuijper CF, Chrzan R, et al. Efficacy and safety of urethral de-obstruction in boys with overactive bladder complaints. J Pediatr Urol 2013；9（6 Pt B）：1072-1076.

16）Hyuga T, Nakamura S, Kawai S, et al. The changes of urethral morphology recognized in voiding cystourethrography after endoscopic transurethral incision for posterior urethral valve in boys with intractable daytime urinary incontinence and nocturnal enuresis. World J Urol 2017；35：1611-1616.

17）Jung SY, Fraser MO, Ozawa H, et al. Urethral afferent nerve activity affects the micturition reflex；implication for the relationship between stress incontinence and detrusor instability. J Urol 1999；162：204-212.

索 引

和文索引

欧文索引

α 遮断薬　*112*

A 型ボツリヌス毒素製剤　*56*

American Psychiatric Association（APA）　*2*

antidiuretic hormone（ADH）　*28, 80, 97*

arousal threshold　*5*

attention-deficit/hyperactivity disorder（ADHD）　*42, 126, 137*

autism spectrum disorder（ASD）　*42, 137*

average flow rate（Q ave）　*75*

basic bladder advice（BBA）　*86*

bell 型　*76*

bladder bowel dysfunction（BBD）　*44, 95*

bladder outlet obstruction　*112*

bladder training　*85*

bladder volume wall index（BVWI）　*68*

bladder wall thickness（BWT）　*68*

central diabetes insipidus　*28, 97*

central inhibition training　*85, 91*

congenital anomalies of the kidney and urinary tract（CAKUT）　*22, 89, 91*

daytime urinary incontinence　*2, 12, 14, 15, 41, 87, 89, 94, 104, 112*

detrusor overactivity（DO）　*6, 42, 77, 112*

diabetes insipidus　*63*

double voiding　*45, 85*

DSM-5　*2*

DSM-IV-TR　*2*

dysfunctional voiding symptom score（DVSS）　*15, 43*

dysfunctional voiding（DV）　*44, 45, 76, 89, 91, 112*

electrical stimulation（ES）　*54*

expected bladder capacity（EBC）　*25, 33, 75*

fecal impaction　*70, 94*

health related quality of life（HRQOL）　*60*

holding exercise　*85*

holding maneuver　*15, 77, 85*

ICD-10　*2, 136*

ICD-11　*136*

intellectual disability（ID）　*42*

International Children's Continence Society（ICCS）　*2*

interrupted 型　*76*

lower urinary tract symptoms（LUTS）　*2, 14, 41, 60, 89, 91*

magnetic stimulation（MS）　*56*

maximum flow rate（Q max）　*75*

maximum voided volume（MVV）　*34*

neurodevelopmental disorders　*42, 136*

neuromodulation　*24, 54*

overactive bladder（OAB）　*41, 51, 76*

plateau 型　*76*

posterior urethral valve（PUV）　*42, 73, 76, 141*

retention control training　*85*

Rome IV 診断基準　*19, 43*

sacral neuromodulation（SNM）　*56*

Short Screening Instrument for Psychological Problems in Enuresis（SSIP-PE）　*127*

spinal dysraphism　*42*

staccato 型　*76*

stop start training　*85*

timed voiding　*23, 44, 46, 85*

toilet phobia　*18*

toilet refusal　*18*

tower 型　*76*

urodynamic study（UDS）　*75*

uroflowmetry（UFM）　*72, 75*

urotherapy　*22, 85, 91, 95*

vesicoureteral reflux（VUR）　*42, 72, 91*

voiding cystourethrography（VCUG）　*42, 72, 141*

World Health Organization（WHO）　*2, 136*

夜尿症診療ガイドライン 2021

ISBN978-4-7878-2513-1

2021 年 11 月 15 日　初版第 1 刷発行

編　　　集	日本夜尿症学会	
発 行 者	藤実彰一	
発 行 所	株式会社　診断と治療社	
	〒 100-0014　東京都千代田区永田町 2-14-2　山王グランドビル 4 階	
	TEL：03-3580-2750（編集）　03-3580-2770（営業）	
	FAX：03-3580-2776	
	E-mail：hen@shindan.co.jp（編集）	
	eigyobu@shindan.co.jp（営業）	
	URL：http://www.shindan.co.jp/	
印刷・製本	三報社印刷株式会社	